河南省卫生健康委员会立项资助项目

治未病
平安度过多事之秋

总主编　郑玉玲

中年人群未病防治

主编　王永霞
主审　毛德西

河南科学技术出版社
·郑州·

图书在版编目（CIP）数据

治未病. 平安度过多事之秋：中年人群未病防治/郑玉玲总主编；
王永霞主编. —郑州：河南科学技术出版社，2020.6（2023.3重印）
ISBN 978-7-5349-9729-7

Ⅰ.①治… Ⅱ.①郑… ②王… Ⅲ.①疾病-防治 Ⅳ.①R4

中国版本图书馆 CIP 数据核字（2019）第 237760 号

出版发行：河南科学技术出版社

地址：郑州市郑东新区祥盛街 27 号　　邮编：450016

电话：0371-65737028　65788628

网址：www.hnstp.cn

策划编辑：马艳茹　高　杨

责任编辑：任燕利

责任校对：马晓灿　崔春娟

整体设计：张　伟

责任印制：朱　飞

印　　刷：三河市同力彩印有限公司

经　　销：全国新华书店

开　　本：720 mm×1020 mm　　1/16　**印张**：15.75　　**字数**：216 千字

版　　次：2023 年 3 月第 4 次印刷

定　　价：158.00 元

如发现印、装质量问题，影响阅读，请与出版社联系并调换。

丛书总编委会名单

本书编委名单

主　　编	王永霞
副 主 编	胡孝刚　燕树勋　李　力
编　　委	王永霞　胡孝刚　燕树勋　李　力
	陈召起　吴光杰　邢作英　黄国强
	王彩歌　任琳琳

　　奋力于抢救江河决堤洪水泛滥，不如勤谨于修补蚁穴初起。此理世人皆知，然于杜疾防病之事，人常有"不识庐山真面目，只缘身在此山中"之惑，诚如医圣仲景之感叹：人们"孜孜汲汲……卒然遭邪风之气，婴非常之疾，患及祸至，而方震栗……赍百年之寿命，持至贵之重器，委付凡医，恣其所措，咄嗟呜呼"。岐黄之术，救病治疾，疗效神奇，代有名医，人们更赞扁鹊望齐侯之色，述治病当于未入骨髓之理，叹惜仲宣未听仲景之劝，二十年后眉落命亡之验。然人们多不知扁鹊有其术远不如两位兄长之吐言，仲景推崇上工之真谛。

　　自古以来，医学所追境界，非待病成而方努力救治，更非值此之际图财谋利，而是致力于防治疾患于未起，或积极治疗疾患于萌芽早期，使黎元苍生皆登仁寿之域，彰显"医者，仁术也"！故中华人民共和国成立初期，就有"防重于治"的医疗方针。祖国医学奠基之作《黄帝内经》力倡"治未病"，详述治未病之法，深论治未病之理，钩玄治未病之要，垂范治未病之则，提出了医工有"上工""中工""下工"之分。《素问·四气调神大论篇》云："是故圣人不治已病治未病，不治已乱治未乱，此之谓也。"《难经》一书，专设一章，举例而论治未病的具体运用。医圣仲景深谙岐黄之旨，深感治未病之法于内伤杂病尤为重要，故在论杂病之前，对"治未病""上工"更是建言显白，临证指归明确。治未病，仁心仁术，昭然岐黄，是名医大家之追求，为百姓群众所赞扬。治未病，代有名医，弘扬光大，迨至金元，丹溪心法，专论一篇，蔚然华章。

现代社会人们的生活节奏快、压力大，亚健康问题时有发生，亚健康越来越受到人们的关注，祖国医学治未病思想的价值也被越来越多的人所认识。故当今讲健康，谈治未病者日渐增多，有关媒体报道、书籍亦接踵而来。大浪淘沙，难免泥沙俱下，鱼龙混杂，甚至有怀图财之心者，趁此谋利，不仅未使亚健康者受益，而且玷污了祖国医学治未病的思想。

河南是黄帝的故里、医圣仲景的家乡、华夏文明的发祥地，根植于华夏文化的岐黄之术在中原大地源远流长，底蕴深厚，名医辈出，治未病思想深入人心。在河南省中医管理局、河南省中医药学会的指导下，由河南中医药大学原校长郑玉玲教授组织河南中医药大学及其附属医院和河南省中医药研究院的有关专家，以高度的责任心和历史使命感，组织编写了"中医治未病指导丛书"。该套书对不同年龄人群分册而论，另设特殊人群的未病防治，使得各类人群都能从本套书中获得对自身生理病理的认识，从而增强健康意识，获得科学、有效、实用的养生方法。

全套书科学实用、通俗易懂、条理清晰、简明扼要，各层次的人员都能看懂、学会、掌握、应用养生和常见病防治之法，使人们对治未病有法可循。此书付梓之际，欣然为序。

张　磊

2019 年 8 月 16 日

（张磊，国家第三批国医大师，时年 91 岁）

欣闻在河南省中医管理局、河南省中医药学会的指导下，河南中医药大学及其附属医院、河南省中医药研究院共同组织国医大师、全国中医名师、河南省知名中医专家，历时 5 年编纂的"中医治未病指导丛书"即将付梓，甚是喜悦。本人从事中医药工作 60 余载，发现我国疾病谱近年来发生了巨大的变化，糖尿病、心脑血管疾病、恶性肿瘤等慢性疾病的发病率快速上升，心脑血管疾病已不再是老年人的专利，30 岁左右发生心肌梗死、脑梗死和脑出血的患者越来越多。全球每年约有 1 600 万人死于心脑血管疾病，其中约有 50% 死于急性心肌梗死。

健康问题已经成为关系每个人切身利益及千家万户安康幸福的重大民生问题。所以，中共中央、国务院发布了《"健康中国 2030"规划纲要》，将推进"健康中国"建设提到前所未有的高度。2019 年 7 月 9 日，国务院办公厅又专门成立健康中国行动推进委员会，负责统筹推进《健康中国行动（2019—2030 年）》组织实施、监测和考核相关工作。《健康中国行动（2019—2030 年）》正是围绕疾病预防和健康促进两大核心，提出将开展 15 个重大专项行动，促进从"以治病为中心"向"以人民健康为中心"转变，努力使群众不生病、少生病。

中医提倡"治未病"，包括"未病先防""既病防变""瘥后防复"三个方面，倡导早期干预、截断病势，在养生、保健、治疗、康复等方面采用早期干预的理念与方法，可以有效地维护健康、防病治病。尤其在防治慢性病方面，中医药有着独特的优势。控制慢性病的关键在于防危险因素、防发病、防严重疾病事件、防疾病事件严重后果、防疾病事件后复发。因此，早诊早治至关重要。

婴幼儿、妇女、老年人有独特的生理特征，更是疾病易发人群，对健康保健有特殊的需求，中医药在保障老弱妇孺人群健康方面同样具有优势。本丛书从孕前期、孕期，到婴幼儿、少年儿童、青少年、中老年等都有详细的未病防治方法介绍，挖掘整理了中医药在孕产保健、儿童健康维护、老年人健康养老等方面的知识和经验，形成了针对婴幼儿、妇女、老年人疾病的中医药特色调治措施，非常难能可贵。

在此，我也呼吁人人成为改变不健康生活方式的"第一责任人"，要迈开腿、管住嘴、多运动。相信通过对本丛书的学习，您一定能有所受益，学会用更多的中医药知识来防治常见疾病。

赵步长

2019 年 8 月 29 日

（赵步长，中国中西医结合学会脑心同治专业委员会主任委员）

　　随着世界医学由生物医学模式向生物—心理—社会医学模式的转变，对疾病状态干预的重心已经逐渐向"预防疾病，促进健康"转移，中医学"未病先防""三因制宜"的中医个性化治疗与辨证用药模式，对亚健康状态的调养表现出了得天独厚的优势和特色。近些年随着生活水平的提高，人们对保健养生知识的需求也日趋强烈，鉴于此，身为医学教育和临床工作者，我们有责任、有义务向广大群众普及医学知识，使之真正起到帮助人们养生保健、预防疾病的作用。

　　本丛书是在河南省中医管理局、河南省中医药学会的指导下，由河南中医药大学及其附属医院、河南省中医药研究院的医学教授和专家编写而成的。国医大师李振华教授、张磊教授，著名中医药企业家赵步长教授，全国著名中医专家李发枝教授为本丛书的顾问；全国名老中医专家毛德西教授、邱保国教授、段振离教授为本丛书的主审。每分册的主编均具有教授或主任医师的职称，每分册的参编人员均为长期从事中医学教育和临床工作的专业人士。

　　我们在编写本丛书过程中，遵照"立足科普、面向大众"的原则，力争为广大人民群众编写高水平、高质量的科普健康丛书，满足民众对人体生理病理、亚健康状态、中医养生和疾病预防等知识的需求，旨在提高人民群众的健康认知水平、提高自我保健意识和能力。

　　本丛书共分为七册。各分册从生理病理特点、体质辨识和疾病预测、常见亚健康状态认识和干预、常见疾病的防治、中医养生调养等方面入手，全面介绍中西医对人体的认识和健康养护，突出中医治未病思想，提出中医治未病方案，使各年龄阶段人群及特殊人群都能通过阅读本丛书提高对自身生理病理的认识，增强健康意识，改变不良生活习惯，获得科学、有效、实用的养生方法。但需要特别提醒的是：书中涉及的药物及治疗方法，请在医生指导下使用。

　　本丛书的编写得到了河南省卫生健康委员会、河南科学技术出版社、河南省中医药学会、河南中医药大学、河南省中医药研究院、步长集团及各界人士的支持和帮助，在此一并致以诚挚的谢意。

郑玉玲

2019 年 8 月 26 日

目录

总 论

第一章 中年人群的特点

第二章 中年常见疾病的防治

第三章　中年养生保健方法

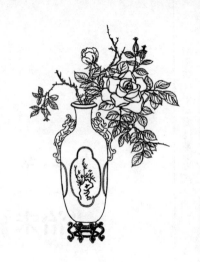

总论

第一节

"治未病"是中医的重要特色

　　早在《黄帝内经》就有"治未病"的预防思想。《素问·四气调神大论篇》指出："是故圣人不治已病治未病，不治已乱治未乱，此之谓也。夫病已成而后药之，乱已成而后治之，譬犹渴而穿井，斗而铸锥，不亦晚乎。"这里所谓"治未病"，是指人在未病时，也应保持健康的理念，不忘治理、调理身体。《素问·刺热篇》说："病虽未发，见赤色者刺之，名曰治未病。"此处所谓"未发"，实际上是已经有先兆小疾存在，即疾病时期症状较少且又较轻的阶段，类似于唐代孙思邈所说的"欲病"，在这种情况下，及时发现，对早期诊断和治疗无疑起着决定性作用。《灵枢·逆顺》篇中谓："上工刺其未生者也；其次，刺其未盛者也……上工治未病，不治已病，此之谓也。"书中均强调在疾病发作之先，把握时机，予以治疗，从而达到"治未病"的目的。这为后世医家对中医预防理论研究奠定了基础。《难经·七十七难》就治未病的"既病防传变"内涵做了明确的举例论述："经言上工治未病，中工治已病者，何谓也？然：所谓治未病者，见肝之病，则知肝当传之与脾，故先实其脾气，无令得受肝之邪，故曰治未病焉。中工治已病者，见肝之病，不晓相传，但一心治肝，故曰治已病也。"后代医家孙思邈等对治未病有很好的体悟、发挥，如《备急千金要方·论诊候》提出："古之善为医者……又曰上医医未病之病，中医医欲病之病，下医医已病之病。"将疾病分为未病、欲病、已病三类，这是中医学最早的三级预防概念，亦与现代预防医学的三级预防思想甚为相合。金元四大家之一朱丹溪更是充分发挥"与其救疗于有疾之后，不若摄养于无疾之先。盖疾成而后药者，徒劳而已。是故已病而不治，所以为医家之法；未病而先治，所以明摄生之理。夫如是则思患而预防之者，何患之有哉？此圣人不治已病治未病之意也"（《丹溪心法·不治已病治未病》）。

自从现代医学提出了"亚健康"的概念，人们逐渐认识到了"治未病"的价值，世界卫生组织（WHO）在《迎接 21 世纪的挑战》报告中指出：21 世纪的医学将从"疾病医学"向"健康医学"发展；从重治疗向重预防发展；从针对病源的对抗治疗向整体治疗发展；从重视对病灶的改善向重视人体生态环境的改善发展；从群体治疗向个体治疗的发展；从强调医生作用向重视患者的自我保健作用发展。现代医家将治未病与现代一些术语、概念结合起来，更明晰、详细地阐述了治未病在生活、健康中的有关内容及意义，如祝恒琛主编的《未病学》，王琦主编的《中医治未病解读》，龚婕宁、宋为民主编的《新编未病学》等著作都从各方面对治未病进行了阐发，更彰显了治未病的意义。

全国中医药行业高等教育"十三五"规划教材《中医基础理论》专列一节对"治未病"进行了论述。书中写道，"治未病"包括三方面内容：一是未病先防；二是防止传变；三是愈后防复。对每一方面内容又进行了较为细致的说明，使大家认识到中医学的治未病思想含有现代预防医学的三级预防思想，体现了治未病学术思想的意义。

第二节

人体的九种体质

中医强调"因人制宜"，为了更有针对性地"治未病"，需要对每个人的身体基本状况有所了解。体质差异、个体体质的形成在很大程度上是由遗传所决定的，不同个体的体质特征分别具有各自不同的遗传背景，这种由遗传背景所决定的体质差异，是维持个体体质特征相对稳定性的一个重要条件。体质形成的先天因素包括先天之精（含有遗传基因）的遗传性和胎儿在母体内孕育情况等因素。明确体质状态，是为了尽可能将遗传因素的影响及在母体内生长发育过程中受到的不良影响降至最小，把"治未病"提到生命前期。

体质现象是人类生命活动的重要表现形式，其在生理上表现为功能、代谢及对外界刺激的反应等方面的个体差异；在病理上表现为对某些病因和疾病的易感性，产生病变的类型，以及在疾病传变转归中的某种倾向性，因而又有生理体质和病理体质之分。每个人都有自己的体质特点，中医学中将形神统一作为健康的标准，也将形神统一作为理想体质的标志。也就是说，理想体质是人体在充分发挥遗传潜质的基础上，经过后天的积极培育，使机体的形态结构、生理功能、心理状态，以及对内外环境的适应能力等各方面得到全面发展，所处于的相对良好的状态。

中医体质学在中医学科体系中具有十分重要的地位。中医体质学就是以中医理论为指导，研究人类各种体质特征和体质类型的生理、病理特点，并以此分析疾病的反应状态、病变的性质及发展趋向，从而指导疾病预防、治疗及养生、康复的一门学科。随着生命科学的发展，现代医学模式已从生物医学模式转变为生物—心理—社会医学模式，标志着人类对个体的研究已进入一个新的时代。

中国工程院院士、国医大师、北京中医药大学教授王琦20世纪70年代开始提出"中医体质学说"这一概念，并进行了深入研究，将中医体质理论从中医基础理论中分化出来，形成了中医体质学理论体系，将人体体质分为下面九种。

一、 平和体质

该体质以体态适中、面色红润、精力充沛、脏腑强健壮实为主要特征，又称为"平和质"。平和体质所占人群比例约为32.75%，也就是1/3左右。男性多于女性，年龄越大，平和体质的人越少。

形体特征：体形匀称、健壮。

心理特征：性格随和开朗。

常见表现：面色、肤色润泽，头发稠密有光泽，目光有神，鼻色明润，嗅觉通利，味觉正常，唇色红润，精力充沛，不易疲劳，耐受寒热，睡眠安和，胃口良好，二便正常，舌色淡红，苔薄白，脉和有神。对自然环境和社会环境适应能力较强。

发病倾向：平时较少生病。

二、 阳虚体质

该体质特征和寒性体质接近，阳气不足，有寒象。

形体特征：面色㿠白，形体白胖。

心理特征：内向沉静，精神不振。

常见表现：疲倦怕冷，唇色苍白，少气懒言，嗜睡乏力，男子遗精，女子白带清稀，易腹泻，排尿次数频繁，性欲衰退。阳虚体质的人平素畏冷，手足不温，易出汗；喜热饮食，精神不振，睡眠偏多。

发病倾向：肥胖、痹证、骨质疏松、痰饮、肿胀、泄泻、阳痿、惊悸等。

三、 阴虚体质

该体质者阴血不足，有虚热或干燥之象。

形体特征：体形瘦长。

心理特征：多性情急躁，外向好动，活泼。

常见表现：主要是手足心热，易口燥咽干，口渴，喜冷饮，大便干燥，或见面色潮红，两目干涩，视物模糊，皮肤偏干，眩晕耳鸣，睡眠差，不耐热邪，耐冬不耐夏，不耐受燥邪。

发病倾向：结核病、失眠、肿瘤、咳嗽、糖尿病、内伤发热等。

四、 气虚体质

人体由于元气不足引起的一系列病理变化，称为气虚。所谓气，是人体最基本的物质，由肾中的精气、脾胃吸收运化水谷之气和肺吸入的清气等结合而成。气虚体质是以元气不足，气息低弱，机体脏腑功能状态低下为主要特征的一种体质状态。

形体特征：形体消瘦或偏胖。

心理特征：性格内向不稳，喜欢安静，不喜欢冒险。

常见表现：体倦乏力，面色苍白，语声低怯，常自汗出，且动则尤甚，心悸食少，舌淡苔白，脉虚弱，气短，懒言，咳喘无力；或食少腹胀、大便溏泄；或脱肛、子宫脱垂；或心悸怔忡、精神疲惫；或腰膝酸软、小便频多，男子滑精早泄、女子白带清稀。

发病倾向：肥胖症、内脏下垂、排泄不适度、慢性支气管炎、慢性盆腔炎等。

五、 痰湿体质

该体质是目前比较常见的一种体质类型,当人体脏腑、阴阳和气血津液运化失调,易形成痰湿时,便可以认为这种体质状态为痰湿体质,多见于肥胖者或素瘦今肥者。

形体特征:形体肥胖,腹部肥满松软。

心理特征:性格偏温和、稳重,多善于忍耐。

常见表现:面部皮肤油脂较多,多汗且黏,胸闷,痰多,面色淡黄而暗,眼睑微浮,容易困倦,平素舌体胖大,舌苔白腻或甜,身重不爽,喜食肥甘甜黏,大便正常或不实,小便不多或微混。

发病倾向:高血压、糖尿病、肥胖症、高脂血症、哮喘、痛风、冠心病、代谢综合征、脑血管疾病等。

六、 湿热体质

湿热体质是湿热长期蕴结于体内,脏腑经络运行受阻的一种体质状态。

所谓湿,有外湿和内湿的区分。中医认为脾有"运化水湿"的功能,若体虚消化不良或暴饮暴食,吃过多油腻、甜食,则会使脾不能正常运化而致"水湿内停";且脾虚的人也易招来外湿的入侵,外湿也常因阻脾胃使湿从内生,所以两者是既独立又关联的。

所谓热,则是一种热象。而湿热中的热是与湿同时存在的,或因夏秋季节天热湿重,湿与热合并侵入人体,或因湿久留不除而化热,或因"阳热体质"而使湿"从阳化热"。

形体特征:形体偏胖或消瘦。

心理特征:急躁易怒。

常见表现:肢体沉重,发热多在午后明显,并不因出汗而减轻,皮肤经常出湿疹或疔疱,关节局部肿痛,脘闷腹满,恶心厌食,口苦,口渴,食欲差，或身目发黄，或发热畏寒交替，尿频、尿急，涩少而痛，色黄浊，便溏稀，腹痛腹泻，甚至里急后重，泻下脓血便，肛门灼热。

发病倾向：皮肤病、肝炎、胆结石、尿路感染、盆腔炎、阴道炎、出血、腰背痛等。

七、 血瘀体质

该体质主要是血行迟缓不畅，多半是因为长期情志抑郁，或者久居寒冷地区，以及脏腑功能失调所致。

形体特征：形体偏瘦。

心理特征：性格内郁，心情不快易烦，急躁健忘。

常见表现：面色晦暗，皮肤偏暗或色素沉着，有瘀斑，易伴疼痛，口唇暗淡或紫，舌质暗，有瘀斑、瘀点，舌下静脉曲张，脉细涩或结代；眼眶、鼻梁暗黑，易脱发，肌肤发干、脱屑，痛经，经色紫黑、有块。不耐受风邪、寒邪。

发病倾向：高血压、中风、冠心病、痛风、糖尿病、消瘦、痤疮、黄褐斑、肿瘤、月经不调、抑郁症、偏头痛、眩晕、胸痹、癥瘕等。

八、 气郁体质

当气不能外达而结聚于内时，便形成"气郁"。中医认为，气郁多由忧郁烦闷、心情不舒畅所致。长期气郁会导致血液循环不畅，严重影响健康。

形体特征：形体消瘦或偏胖，面色苍暗或萎黄。

心理特征：平素性情急躁易怒，易激动；或忧郁寡欢，胸闷不舒。

常见表现：胸肋胀痛或窜痛；乳房及小腹胀痛、月经不调、痛经；咽中梗阻，如有异物；或颈项瘿瘤；胃脘胀痛、泛吐酸水、呃逆嗳气；腹痛肠鸣，大便泄利不爽；头痛眩晕。

发病倾向：抑郁症、失眠、偏头痛、胸痛、肋间神经痛、慢性咽喉炎、慢性结肠炎、慢性胆囊炎、肝炎、经前期紧张综合征、乳腺增生、月经不调、痛经等。

九、 特禀体质

该体质是由于先天禀赋不足和禀赋遗传等因素造成的一种特殊体质，包括先天性、遗传性的生理缺陷与疾病，以及过敏反应等。

形体特征：无特殊，或有畸形，或有先天生理缺陷。

心理特征：因禀质特异情况而不同。

常见表现：容易过敏。患遗传性疾病者，有垂直遗传、先天性、家族性特征；患胎传性疾病者，有母体影响胎儿个体生长发育的特征。适应能力差，如过敏体质者对季节变化适应能力差，易引发宿疾。

发病倾向：过敏体质者易对药物过敏，易患花粉症；遗传疾病，如血友病、先天愚型及中医所称"五迟""五软""解颅"等；胎传疾病，如胎寒、胎热、胎惊、胎肥、胎痫、胎弱等。

了解体质可使我们在治未病中更具有针对性、可操作性，使治未病这一理论显得更有意义。

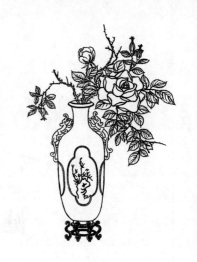

第一章

中年人群的特点

第一节

健康中年有"标准"

现代的健康概念是：健康是生活中各种因素如身体、情感、社会适应、精神状态间平衡而产生的一种满意状态。对健康人而言，健康只有更好，没有最好；对病人而言，健康也可以通过自身的努力去获得。

一、认识中年人的身体变化

（一）身体功能变化的生理信号

1. 大脑变化　人到中年以后，大脑发育的鼎盛时期已过，这时通过大脑的血液减少，用来合成脑蛋白质的核糖核酸在神经组织中的合成处于停滞状态，神经传导速度减慢，机械记忆力下降。中枢神经抑制过程逐渐减弱，睡眠时间缩短，入睡难，容易醒。

2. 骨骼和肌肉衰退　人体在 20 ~ 30 岁时，身体达到骨量储存的峰值，是成骨的高峰时期，也就是说体内的骨钙存量最大。从 30 岁起，骨钙开始缓慢丢失，每年丢失 0.1% ~ 0.5% 不等，骨密度降低，脊椎骨略有压缩，背部和下肢各部的肌肉强度减弱。有研究显示，35 岁以后，人的肌肉力量每 10 年可递减 10% ~ 20%，还常常出现关节不舒服，更容易发生骨折或其他骨骼系统疾病。此外，由于肌肉软弱、骨质疏松，可导致脊柱后凸（驼背）、胸廓畸形、肩部前突、左右肩胛距离增大等体形改变。坚持体育锻炼有利于延缓骨骼和肌肉的衰退。

3. 体态变化 人到了中年就很容易发胖，且多为腹型肥胖，在青春期人体的脂肪含量占体重的 10%，到了中年则至少占 20% 以上，大部分积聚在腰腹部。肥胖不仅影响美观，还会加重骨骼负担，导致多种疾病。因此，到了中年，就要更加关注自己的体重变化，将体重控制在正常范围内。

4. 心脏、血管的功能衰退 心血管功能在青春期后就开始衰退。相关资料显示，心输出量从 30~80 岁，约减少 30%；中年以后，身体对血压的反射性调整能力减退，容易出现高血压、体位性低血压等。过重的体力负荷或精神高度紧张，有可能出现心律失常或心搏骤停，还容易患各种心脑血管疾病，尤其是体重超标者。

5. 肺功能下降 人的肺泡和小支气管的口径随年龄增长而扩大，同时肺血管数目有所减少，故中年人的肺功能会衰减，肺泡间质纤维量增加，肺的可扩张能力下降，肺活量变小，最大通气量减小，使中年人的肺功能明显低于年轻时。

6. 消化功能衰退 进入中年以后，胃黏膜变薄，肌纤维弹性减弱，胃酸和消化酶分泌减少，消化功能明显下降。所以，中年人不要还像年轻时那样暴饮暴食，或者饮食不规律，否则很容易引起消化不良和发胖，还容易引起糖尿病等疾病。另外，中年人的结肠神经感觉迟钝，肠运动减弱，容易发生便秘。

7. 生殖系统功能衰退 女性于 45~55 岁卵巢开始萎缩，逐渐出现月经失调，进入更年期，后月经完全停止，不再排卵，生育能力丧失。更年期部分妇女可能出现面部潮红、发热、出汗、头痛、手麻、情绪不稳定、血压升高等表现（更年期综合征），一般持续 2 年，症状可自然消失，约有 25% 的病人需要治疗。

8. 基础代谢水平下降 据研究，30 岁以后，人的基础代谢以平均每年 0.5% 的速度下降，但很多人的进食量往往并不减少，而且中年时期的生活水平往往较高，食物质量较好，这样很容易造成肥胖，引发高血压、冠心病、糖尿病等诸多疾病。

（二） 心理也在悄然改变

人到中年，已达全面成熟，一方面是身体机能的健全与完善，保持着机体的健康状态；另一方面是机体与环境的适应良好，在集体中能出色地完成任务。因此，中年人体魄健全、精力充沛、知识渊博、经验丰富，是社会的中流砥柱。但中年人工作负担繁重，随着社会的飞速发展，中年人工作压力和人际关系的压力也在增大。此外，中年人上要赡养父母，下要培养教育子女，集诸多事务于一身。随着年龄增长，体质由盛趋衰，生理机能日益下降，精力逐渐减退，许多疾病也随之发生。

1. **心理发展日趋成熟** 一般说来，人到 30 岁已成家，生儿育女，生活方式初步定型，思想也安定下来，不再像青年时期那样充满憧憬，而是满怀信心、脚踏实地地创立事业，故称而立之年。人到 40 岁，知识增多，见识日广，认识问题有了相当的广度、深度，不再为表面所迷惑，遇事冷静，即使复杂事情也不致摇摆不定，故也称不惑之年。人至 50 岁，经验更丰富，学识愈深广，上知天文，下通地理，处事更加稳重妥善，故又称知天命之年。

2. **身心压力日益增大** 中年是身心负担最沉重的时期，集诸多矛盾于一身，诸事劳形，万事累心，身心负担极重，难以摄养，以致未老先衰。肩头的社会责任、工作的得意与失意、升迁与贬降、成功与失败等，让中年人不胜压力。人到中年，常有家庭不幸，人事纷争，如家庭中的生老病死、婚丧嫁娶令人忧恐苦怒，人际间结怨之积虑郁怒等，往往会引起中年人的心理波澜。人到中年，经历已多，处境不同，常有挫折、起伏，如始乐后苦、故贵脱势、常贵后贱、常富后贫等，都会妨碍身心健康，重者甚至导致精神内伤、身心败亡。

3. **面临社会义务与角色的转换** 中年人情绪与社会生活的变化包括：身体功能的减退；健康与疾病方面的困扰；与子女分开的问题；个人兴趣的改变；准备扮演祖（外祖）父母的角色。社会地位的演变、角色的转换，似乎要比年龄增长、躯体变化要求做出的适应与调整更困难。中年人由于在家庭和社会两方面都承担着较大责任，心理冲突和心理困扰的发生也较频繁、较重。从家庭来说，有对子女衣食住行、道德品质、学习工作的担心操劳，到对子女成家立业、婆媳关系处理的变迁；有对长辈体迈多病不能亲自侍奉的不安、繁杂的家务和精神负担造成的心理压力。社会环境方面，有同龄人的升迁流动、同事间的人际关系处理、工作调动、新环境中的角色转换等，若处理不当，都难免引起角色冲突，甚至引发角色危机。面对工作、事业、家庭、现实生活中的层层矛盾，中年人若不能正确处理，便会导致焦虑、失望、忧郁、压抑，使心身疾病增多，引起诸多心理问题。

二、什么样的中年人才健康

中年人的身心是否健康，可参照世界卫生组织提出的中年健康十大标准。

（1）有充沛的精力，能从容不迫地负担生活和繁重的劳动，而且不感到过分的疲劳和紧张。

（2）处事乐观，态度积极，乐于承担责任。

（3）善于休息，睡眠好。

（4）应变能力强，能适应外界环境的各种变化。

（5）能够抵抗一般性感冒和传染病。

（6）体重适当，身体均匀，站立时头、肩、臀位置协调。

（7）眼睛明亮，反应敏捷，眼睑不发炎。

（8）牙齿清洁，无龋齿，不疼痛，牙龈颜色正常，无出血现象。

（9）头发有光泽，无头屑。

（10）肌肉丰满，皮肤有弹性。

三、人到四十是道坎

40岁是人一生的健康转折点。研究表明，30～50岁是各种动脉硬化、冠心病发病率增加最快的 20 年，尤其 40 岁是道坎。因此，有人提出实践中的四句话："三十努力，四十注意，五十轻松，六十成功。"30 岁时就要努力培养健康理念和健康的生活方式，40 岁是个转折点，要注意保重身体；50 岁时已经养成了习惯；60 岁退休时就不容易生病了。

据对 5 万多人的调查表明，40 岁以前慢性病患病率是缓缓上升的，男性为 9.9%，但 40～44 岁患病率却急剧上升至 20.9%，肥胖率也倍增，40 岁这个转折点非常明显。专家预测，我国中年人群今后 10 年脑卒中发病率男性是 42%，女性是 13%；55 岁以前男性患高血压的风险远远高于女性，而男性不健康的生活方式是导致发病的最主要的原因。

因此，40 岁的男人不妨改变一些生活习惯：不开车、不坐车，步行到单位；午餐时把肉换成蔬菜；工作时少抽一根烟；取消晚上的酒宴，回家和妻子共进晚餐；多进厨房帮妻子洗洗菜、做做饭；少看一集电视剧，多和妻子出门散散步；不去想烦心事，让自己开怀大笑。

女人 40 岁，正如人生的十字路口，特别是到了更年期，由于卵巢萎缩，雌激素、孕激素和睾丸素大幅减少，带来一系列自主神经、内分泌和心理紊乱，高血压、骨质疏松、动脉粥样硬化增多。面对必然的生理改变，中年女性应该学会亲近"三补"，远离"三不"。家庭也有生命，生命需要补品滋养才能健康。家庭"三补"分别是话聊、牵手和爱窝；"三不"是不爱回家、不爱说话和不爱说好话。生活中"别做餐桌上的清洁员""快步走是最省钱、最有效的运动""平衡心态，顺利度过更年期"。

四、 缘何文化程度越高寿命越短

中年知识分子学历高、寿命短。调查发现，知识分子的平均寿命比 10 年前下降了 5 岁，仅为 53 岁，中年知识分子死亡率更是超过老年人 2 倍，死亡年龄段多为 45～55 岁。

公务员、新闻从业人员、教师、科技人员，这些令人羡慕的行业里，中年知识分子的健康问题到了令人十分担忧的地步：科技人员在 35～55

岁就英年早逝的比例偏高；在死亡的新闻工作人员中，死亡年龄段高度集中在中年人群，40～60岁这个年龄段占79%，平均死亡年龄为45.7岁，而在职人员健康者仅为18%，患病者为9%，其余不同程度处于亚健康状态，亚健康的表现大致有身体乏力、睡眠不稳、记忆衰退等，近5成人生病还上班。长期习惯于吃苦、奉献，从轻伤不下火线、带病工作到倒在工作岗位上，过劳是导致中年知识分子健康恶化的主要原因。一份针对新闻从业人员的调查显示，61%的人没有享用国家规定的每年一次的公休假，而有44%的人生病时照常上班。

五、 捕捉健康下降的信号

对照下面的这些症状，测一测自己是不是处于亚健康状态。如果你的累积总分超过50分，就需要坐下来，好好地反思你的生活状态，加强锻炼和营养搭配等；如果累积总分超过80分，赶紧去医院找医生，调整自己的心理，或是申请休假，好好地休息一段时间。

项目	得分
早上起床时，常有较多的头发掉落。	5分
感到情绪有些抑郁，会对着窗外发呆。	3分
昨天想好的事今天怎么也记不起来了，而且近些天来经常出现这种情况。	10分
害怕走进办公室，觉得工作令人厌倦。	5分
不想面对同事和上司，有自闭症趋势。	5分
工作效率下降，上司已对你不满。	5分
工作1小时后，身体倦怠，胸闷气短。	10分
工作情绪始终无法高涨。最令人不解的是无名火很大，但又没有精力发作。	5分
一日三餐进餐甚少，排除天气因素，即使口味非常适合自己的菜，近来也经常味同嚼蜡。	5分

项目	得分
盼望早早地逃离办公室，为的是能够回家躺在床上休息片刻。	5分
对城市的污染、噪声非常敏感，比常人更渴望清幽、宁静的山水休息身心。	5分
不再像以前那样热衷于朋友的聚会，有种强打精神、勉强应酬的感觉。	2分
晚上经常睡不着觉，即使睡着了，也老是在做梦的状态中，睡眠质量很糟糕。	10分
体重有明显的下降趋势，早上起来，发现眼眶深陷、下巴突出。	10分
感觉免疫力在下降，春、秋季流感一来，自己首当其冲，难逃"流"运。	5分
性能力明显下降。	10分

第二节

中年人的体质特点和发病趋势

进入中年以后，人体进入稳定期，各项机能都发展到了最旺盛的阶段。中国古代《黄帝内经》中的《灵枢·天年》说："三十岁，五脏大定，肌肉坚固，血脉盛满，故好步。四十岁，五脏六腑，十二经脉，皆大盛以平定，腠理始疏，荣华颓落，发鬓斑白，平盛不摇，故好坐。"

这段论述概括了中年人的生理、心理特点。中年是生命历程的转折点，生命活动开始由盛转衰。人类在 30 岁以后，大约每增加 1 岁，功能减退 1%。30 岁，五脏充盛，肌肉坚固，血脉充盛，所以爱好散步。35 岁以后，随着年龄的增长，不可避免地开始衰老。到了 40 岁，五脏六腑十二经脉都盛大安定，腠理开始疏松，颜面的荣华逐渐衰落，鬓发开始变白，精气由平定盛满已到了不能跑跳的状态，所以好坐。到了 50 岁，人体的各项生理功能衰退加快，包括骨骼的衰退、肌肉的衰退及脏腑功能的衰退。

中年期，在上述功能衰退的基础上，各种亚健康症状和疾病也会找上门来。由于各器官的生理功能逐渐衰退，工作繁忙，加之很多人都缺乏体育锻炼，不注意饮食结构和营养素的平衡，在不良的生活方式及长期的超负荷工作下，很容易出现各种疾病，常见的有高血压、高血脂、冠心病、脑卒中、恶性肿瘤、糖尿病、更年期综合征、骨质增生症等。因此，中年人在此阶段要更加注意养生，重视保健。

第三节

中年人，亚健康向你走来

一些研究显示，中青年人群的亚健康发生比例大于其他人群。中国保健协会公布的数字显示，19 ~ 55 岁的中青年人亚健康发生率最高，各省市此年龄段的人群平均亚健康发生率是 80.21%。

一、 为什么中年人更易出现亚健康

据 WHO 界定，人类的健康和长寿，40% 依靠遗传因素和客观条件，这其中 15% 为遗传，10% 为社会因素，8% 为医疗条件，7% 为气候条件；而 60% 依靠自己建立的生活方式和心理行为习惯。

在步入中年后，人们往往容易忽视自身的健康变化。其实，中年是人生的"多事之秋"，事业虽然一步步走向辉煌，生命的车轮却驶向了"下行道"，器官组织功能日趋衰退，许多疾病也在潜滋暗长。特别是内分泌功能和免疫功能下降，成为日后许多疾病的根源。

不良的生活方式也是导致亚健康的"帮凶"。诸如吸烟、过量饮酒、饮食失衡、缺少运动、睡眠不足等，都加快了身体由健康向亚健康的演化过程。现代社会特有的工作和生活节奏紧张、环境污染、噪声刺激等，更促成了亚健康的凸现。

因此，下列人群易患亚健康：精神负担过重的人；脑力劳动繁重者；体力劳动负担比较重的人；人际关系紧张，造成心理负担比较重的人；长期从事简单、机械化工作的人（缺少外界的沟通和刺激）；压力大的人；生活无规律的人；饮食不平衡、吸烟酗酒的人。

古有明训："凡事预则立，不预则废。"虽然我们每一个人都无法改写生命的历程，却可以使自己的生命质量保持更高水平。如果你能提前或适时采取干预措施，你将能从亚健康状态解脱出来，在健康自信中走过你的 40 岁，走过你的中年。

二、 中年人亚健康的表现

1. **睡眠障碍——亚健康的罪魁祸首**　睡眠障碍，即睡眠量不正常及睡眠中出现异常行为的表现，包括睡眠失调和异态睡眠。可由多种因素引起，常与躯体疾病有关。1～2 个月的睡眠障碍，便属于亚健康状态，如不能及时调整至正常睡眠，可引起较为顽固的慢性失眠症，便可由亚健康状态转变为较难治愈的病理性的心身疾病。

2. 心理疲劳——最近比较烦 心理疲劳，通俗地说是"心累"，与因连续工作而致使机体能量消耗的生理疲劳不同，它是指人长期从事一些单调、机械的工作活动，伴随着机体生化方面的变化，中枢局部神经细胞由于持续紧张而出现抑制，致使人对工作、对生活的热情和兴趣明显降低，直至产生厌倦情绪。心理疲劳常常带有主观体验的性质，并不完全是客观生理指标变化的反映。

3. 畏寒怕冷——中年常见的异常现象 畏寒怕冷好发于中年女性。现代职场快节奏生活中的女性承担着越来越多的心理压力，加上经期、孕期，或患有贫血、胃肠症等，女性具有天生畏寒的劣势，故冬季容易出现手脚冰凉、腰部酸痛的"畏寒症"，尤其是久坐不动的办公室女性。畏寒怕冷可能由贫血、低血压、甲状腺功能减退、内分泌失调而导致，但大多数畏寒怕冷、四肢发凉的人属于亚健康状态，主要原因是饮食不当、营养缺乏、衣着不当、缺乏运动、好静少动。合理营养，增进热能食物，可明显增强机体的御寒能力。

4. 感冒——为什么总是你 统计数字表明，容易感冒的人群主要是办公族和女性。

据专家介绍，冬季是感冒的高发季节，在寒潮反复来袭、天气变化温差大时，稍有不慎，感冒就会趁虚而入，影响人们的正常生活。之所以有人容易感冒而有人不易感冒，是因为他们的先天体质及后天的身体锻炼情况不同。

5. 长期便秘——美丽容颜的隐形杀手 虽说便秘不是什么大病，但它的危害是不可忽视的。首先，女性便秘影响美容。便秘会增加体内毒素，导致机体新陈代谢紊乱、内分泌失调及微量元素不均衡，从而出现皮肤色素沉着、瘙痒，使气色越来越差，难怪人们说便秘是美丽容颜的隐形杀手。另外，长期便秘还容易发生痔疮、加重心脑血管疾病、形成腹疝等严重危害。

6. **衰老——亚健康的集中表现** 衰老就是机体组织器官的形态结构和生理功能方面出现了一系列慢性、进行性和退化性的变化，导致生物体适应能力和储备能力日趋下降，这一变化过程的不断发展就是衰老。亚健康和生理性衰老之间的状态基本一致，在生理和代谢过程中都有功能低下的特点，因此人的生理性衰老也就是亚健康状态。应该采取相应的措施，如努力清除体内的自由基，提高自身免疫能力，调节正常的激素分泌，延缓脑细胞的退化，合理科学地控制饮食和体重等，让衰老进程慢一些，那就是走出亚健康。

7. **脸色不佳，皮肤长斑——美丽哪里找** 女性脸色差的原因很复杂，除个别人因精神不佳造成外，绝大多数女性的脸色差提示身体器官可能有病，如失血性贫血，而月经不规律、经量过大是普遍的原因。

另外，不良的生活方式也是造成女性面色差的重要原因，"连觉都没时间睡，更不用说为吃什么多花时间了"，这是许多女白领的心声，她们中大部分人对于三餐饮食的重要性还是不甚了解，还有一部分"夜猫族"将宵夜作为一天最重要的一餐。这些不健康的饮食习惯其实已经悄悄拉响了健康警报。

8. **食欲不振** 食欲不振是指吃东西的欲望降低，一旦这种生理需求低落甚至消失，即称为食欲不振。那么，谁会容易有食欲不振的问题呢？一般像上班族由于疲劳或精神紧张，就可能导致暂时性食欲不振。此外，过食、过饮、运动量不足、慢性便秘也是引起食欲不振的因素。

9. **性功能减退——亚健康的男女困惑** 性功能减退，中医多责之于肾虚，肾虚是指肾脏精气阴阳不足，最常见的是肾阴虚、肾阳虚。肾阳虚的症状为腰酸、四肢发冷、畏寒，甚至还有水肿，也就是说表现为"寒"的症状，会导致性功能不良；肾阴虚的症状为"热"，主要有腰酸、燥热、盗汗、虚汗、头晕、耳鸣等。尽管很多人不知道或者不愿承认自己肾虚，但其确实肾虚，肾虚的人数越来越多。人们以前一直以为肾虚只是男人的"专利"，现在女性肾虚者也大大上升，特别是许多白领女性。

10. 慢性疲劳综合征——让身体发出红色警报　其症状包括发烧、喉咙痛、淋巴结肿大、极度疲劳、失去食欲、复发性上呼吸道感染、小肠不适、黄疸、焦虑、忧郁、烦躁及情绪不稳、睡眠中断、对光及热敏感、暂时失去记忆力、无法集中注意力、头痛、痉挛、肌肉与关节痛。这些症状与感冒及其他病毒感染相似，因此容易误判。通常医生会误诊为癔病、忧郁症或精神引起的身体疾病。

目前，"疲劳综合征"正袭击着很多发达国家的成年公民，他们头痛、腰痛、胸闷、四肢乏力、食欲不佳、失眠……却查不出病因。慢性疲劳综合征正在受到人们的重视。

三、　亚健康的调护

（一）　睡眠障碍

克服睡眠障碍要从以下几方面入手。第一，舒适的睡眠空间，床要舒服，最好悬挂遮光效果好的窗帘，门窗密封好，以免噪声干扰。第二，冬天气候干燥，卧室里放一个加湿器会对睡眠起到好的作用。床头边放上一杯水，以免夜起找水喝，困意全消。第三，睡前不要喝咖啡、浓茶或吃巧克力等让中枢神经兴奋的食物。有人认为，喝点酒可以帮助睡眠，其实不然，不少人酒醉睡醒之后感到自己浑身无力，头也昏沉沉的，正是酒精使睡眠质量下降了。

1. 饮食调理　饮食定时定量，营养全面均衡。适当的药膳有助于促进睡眠。

（1）茯苓枣仁粥：

原料：茯苓20克，酸枣仁10克，粳米100克，白糖20克。

做法：将茯苓烘干，研成细末。酸枣仁研末备用。粳米洗净，与茯苓粉、酸枣仁末同入锅中，以小火煮成稠粥，粥将成时兑入白糖即成。适用于各种失眠。

（2）甘麦大枣汤：

原料：浮小麦30克，大枣10克，炙甘草5克。

做法：上三味药同入锅中，加水适量，煮成稠汤，早晚分服。可养心安神。

（3）夜交藤丹参蜜饮：

原料：夜交藤30克，丹参30克，蜂蜜15克。

做法：将夜交藤、丹参放入锅中，加水适量，煎煮30分钟，去渣取汁，待滤汁转温后调入蜂蜜即成，每晚临睡前顿服。可宁心安神，适用于心烦兼有心慌者。

（4）柏子仁合欢茶：

原料：柏子仁15克，合欢花6克。

做法：将柏子仁、合欢花放入茶杯中，沸水冲泡，加盖焖10分钟，代茶，频饮。可安神催眠，适用于各种失眠者。

2. 生活方式调理

（1）每天尽量在同一时间睡觉和起床。

（2）除睡觉外，平时不要在床上看书、看电视或做其他事情。

（3）进行有规律的运动。

（4）保证规律的生活作息。

（5）避免在睡觉前讨论令人兴奋或愤怒的事情。

（6）睡眠时最好采取头向东的位置。

（7）床上用品应柔软、舒适。枕头高度以仰卧时头与躯干保持水平为宜，即仰卧时枕头高一拳。

（8）改善睡眠环境，避免嘈杂和光线太强，保持卧室温度、湿度适宜。

（9）入睡前1~2小时避免饮用或食用刺激性食物，如咖啡、浓茶、巧克力等。

3. 运动调理　以放松项目为主，如散步、瑜伽、气功、太极拳。

（二）　心理疲劳

1. 饮食调理　保持正常体重，限制脂肪量不超过总摄入热量的30%，用谷类和面包等食物代替脂肪和糖，摄入适量的盐，吃好早餐。

（1）小麦大枣粥：

原料：小麦50克，粳米100克，大枣5枚，龙眼肉15克。

做法：将小麦淘洗干净，加热水浸泡，粳米、大枣洗净，龙眼肉切成小粒，将小麦、粳米、大枣、龙眼肉放入砂锅，共煮成粥，起锅后加入白糖20克即可食用。每天1剂，分2次服用。

（2）银耳莲子羹：

原料：银耳10克，莲子25克，冰糖20克。

做法：将银耳放入清水中泡发，洗净，入小砂锅，加水适量，小火慢炖，再入莲子，炖约30分钟，再加入冰糖，炖约15分钟，至银耳酥烂即可。早晚分服。

（3）西芹百合：

原料：西芹100克，百合30克。

做法：将西芹洗净，切成3厘米长的段，百合拣净杂质，炒锅置大火上烧热，加入植物油30毫升，下入西芹、百合，煸炒3～4分钟，加入食盐、味精，翻炒几下，起锅装盘即可。佐餐食用。

2. 心理调理　消除心理疲劳的八种方法如下。

（1）健康地开怀大笑是消除疲劳最好的方法，也是一种愉快的发泄方式。

（2）高谈阔论会使血压升高，而沉默则有助于降压，在没必要说话时最好沉默，听别人说话同样是一种享受。

（3）放慢节奏，把无所事事的时间也安排在日程表中。

（4）沉着冷静地处理各种复杂问题，有助于舒缓压力。

（5）做错了事不要总是自悔自责，要能够正常地工作。

（6）不要害怕承认自己的能力有限，学会在适当的时候对一些人说

"不"。

（7）夜深人静时，悄悄地讲一些只给自己听的话，然后酣然入睡。

（8）既然昨天及以往的日子都过得去，那么今天及以后的日子也一定会过去，多念念"车到山前必有路"。

（三）畏寒怕冷

畏寒怕冷与人体的全身健康状况密切相关，还与生活的地方和气候变化有关。干预原则是加强身体锻炼、注意饮食、避免受寒、适当增加衣服、注意自我保护等。多进食高蛋白、高热量的食物，如羊肉、牛肉、鱼、蛋；少食寒冷食物，如冰淇淋、冰啤酒等。

1. 饮食调理

（1）鹿角胶牛奶：

原料：鹿角胶 10 克，牛奶 150 毫升，蜂蜜 30 毫升。

做法：将牛奶放入锅中加热，煮沸前兑入鹿角胶，以小火缓慢加热，并用筷子不停搅拌，促使其烊化，煮沸并待鹿角胶完全烊化后停火，晾温后兑入蜂蜜，搅拌均匀即成。上下午分服。

（2）龙眼汤：

原料：龙眼肉 50 克，生晒参 6 克，大枣 100 克，红糖 50 克。

做法：上述原料共煮汤。服食。

2. 生活方式调理

（1）着装的基本原则：上装薄而下装厚。如果下半身能保温，上半身也不会感到太冷。应避免穿着紧身衣和紧身裤，以免妨碍血液循环。冬天应戴手套、护膝等，以加强保暖。

（2）洗浴和按摩。洗浴和按摩均可改善血液循环。每天晚上用盐水浴足，时间以 10～20 分钟为宜。方法：在桶中倒入没过膝下足三里的温水（38～40℃），再放入半杯粗盐，搅拌均匀。最后用温水将脚上残留的盐分洗净。

（3）秋冬寒冷季节注意避风寒，在天气晴朗的中午可适当晒太阳，但早晚温度较低时应减少户外活动。

3. 运动调理　加强身体锻炼，如打太极拳、八段锦等。平时多揉搓双手，促进血液循环，长期坚持，不宜进行剧烈的运动来锻炼身体。

4. 经络调理

针刺：选穴可考虑足三里、关元、肾俞。

灸法：可采用温灸法，如隔姜灸、隔蒜灸等。

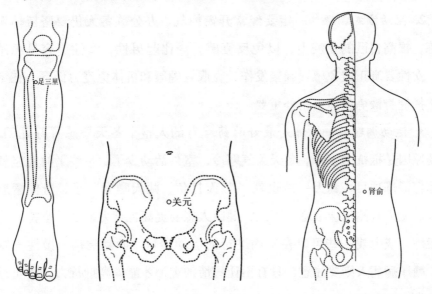

（四）　反复感冒

1. 饮食调理

（1）参枣饮：

原料：党参、白术、茯苓各 10 克，陈皮 5 克，大枣 5 枚，生姜片 3 片，蜂蜜 20 克。

做法：将党参、白术、茯苓、陈皮、大枣、生姜分别洗净，入锅，加适量水，大火煮沸后改小火煎煮 30 分钟，去渣取汁，待药汁转温后加入蜂蜜，搅匀即成。上下午分服。

功效：益气固表，补肺健脾。适用于反复感冒的亚健康状态者。

（2）党参黄芪粥：

原料：党参20克，黄芪30克，粳米50克，冰糖10克。

做法：将党参、黄芪研成粗粉，与淘净的粳米同入锅中，煮成稠粥，粥将成时加入冰糖，糖溶化即可。早晚分食。

功效：益气补肺。适宜于反复感冒的亚健康状态者，对兼有食少者尤为适宜。

2. 生活方式调理　一定要经常开窗换气。办公族冬天仍要坚持体育锻炼，提高自己的免疫力，以免反复感冒。比起男性，女性更容易患感冒，女性要真正避免感冒频繁发作，克服亚健康和机体免疫力低下，在冬季选择健身锻炼就显得格外重要。

3. 运动调理——锻炼是最好的药　有的人整个冬天要感冒好几回，主要原因是抵抗力下降。冬天天气寒冷，室外活动少了，一些平时能坚持的体育锻炼项目，到天一冷也就"三天打鱼，两天晒网"了，身体素质和抗病能力自然也会下降。因此，健康人想要提高抵抗力，必须坚持以前的锻炼，或者找一些可以在室内进行的运动项目。而哮喘病、慢性气管炎、糖尿病病人则要注意，只有不让病情加重，才能提高抵抗力，防止感冒上身。

4. 经络调理

（1）按揉风池穴：用两手食指或中指，或二指并拢，以一定的力度按揉风池穴，顺时针和逆时针各60～100次。或双手十指自然开张，紧贴枕后部，以两手的大拇指按压双侧风池穴，用力上、下、左、右推压，以稍感酸胀为好。每次按压不少于60次，以自感穴位处发热为度。

风池穴位于后颈部，后头骨下，两条大筋外缘的陷窝中，与耳垂齐平。

（2）按揉迎香穴：用两手食指或中指尖以一定的力度揉按双侧迎香穴60～100次。

迎香穴位于在鼻翼最凸处旁0.5～1厘米的皱纹（鼻唇沟）中。

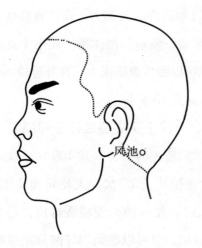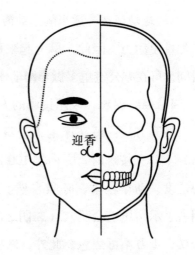

（五）　便秘

1. **饮食调理**　便秘虽不是什么大病，但是却也能让你苦恼不已，还会让你的小肚子凸出来。一般便秘都和饮食有关，可以通过饮食来调整缓解。

适合便秘者的食物如下。

水果类：猕猴桃、西瓜、香蕉、柚子、橙子、大枣、桑椹、苹果等。

蔬菜类：山芋、萝卜、洋葱、蒜苗、甘薯等。

谷黍类：玉米、燕麦、荞麦等。

其他：酸奶（可以在酸奶中加入香蕉、草莓、猕猴桃、芦荟等果肉）等。

便秘者不宜食用山楂、乌梅等。

2. **生活方式调理**

（1）养成每天晨起定时排便的良好习惯，排便时间在晨起后 1 小时为佳，排便时间最好在 5 分钟以内。

（2）进行适当的体育锻炼，可以打乒乓球、打羽毛球、散步、打太极拳、做体操等。

（3）多饮水，每晚睡前喝一些蜂蜜水。每天晨起喝淡盐水，如果没有胃肠疾病，可以将米醋 2 勺、蜂蜜 2 勺用 5 倍的温水调匀，餐后饮用。

（4）少喝酒、咖啡、浓茶。

3. **运动调理** 适当的运动锻炼可以加强腹肌收缩力，促进胃肠蠕动和增加排便动力。因此，早上起来可以散步、慢跑、做体操，如果实在没有时间，可在办公室里多做半蹲动作，也可以锻炼腹肌张力，弥补运动不足。

4. **经络调理** 采用按摩的方法，每天 10 分钟。

按摩方法：睡在床上，全身放松，将两手手心叠放按于神阙穴（肚脐）上，先按顺时针方向揉 100 次，然后按逆时针方向揉 100 次，揉时用力适度，动作轻柔，呼吸自然。然后轻拍肚子 15 次。大便将出不出时，用右手示指压迫会阴穴（二阴之间中点），便可助大便缓缓排出，心情要轻松，千万不可焦急。此外，做提肛运动，也可以起到很好的排便效果。

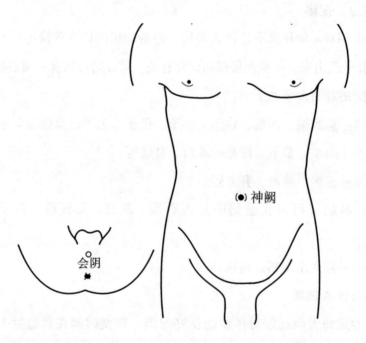

（六） **衰老**

1. **饮食调理** 蔬菜、水果在防治一些与自由基损伤相关的疾病及抗衰老过程中起着十分重要的作用。世界各国的膳食指南都把摄取蔬菜、水果列为重要内容。

（1）多吃黑色水果可抗衰老：黑色水果是近几年新兴的一类水果，其营养价值远高于同类品种，几种常见的黑色水果是桑椹、黑葡萄、黑加仑等。其他抗衰老食物有香蕉、番木瓜、猕猴桃、柚子、菠萝、芒果、樱桃、柳橙、芝麻、蜂王浆等。

（2）药膳调理：

松子抗衰膏

原料：松子仁 200 克，黑芝麻 100 克，核桃仁 100 克，蜂蜜 200 克，黄酒 500 毫升。

做法：将松子仁、黑芝麻、核桃仁同捣成膏状，入砂锅中，加入黄酒，小火煮沸约 10 分钟，倒入蜂蜜，搅拌均匀，继续熬煮收膏，冷却后装瓶备用。每天 2 次，每次服食 1 汤匙，用温开水送服。可滋润五脏、益气养血。大便溏泄者慎食。

2. 生活方式调理

（1）不要整天愁眉苦脸。

（2）不要熬夜。

（3）不要经常暴晒。

（4）不要抽烟喝酒。

（5）多喝水。

（6）远离刺激性的食物。

（7）增加运动。

3. 运动调理　体育锻炼对健康的重要性：一方面，适度的运动可以促进血液循环和新陈代谢，调节和兴奋大脑神经中枢，增强和提高免疫力；另一方面，运动还可以增加食欲，提高睡眠质量。但在锻炼身体的时候，要把握好锻炼前、锻炼中和锻炼后这三个环节，这样才能达到锻炼的最佳效果。适宜的运动项目有散步、慢跑、太极拳等。

（七）　脸色差、长斑

1. 饮食调理　如果晚上熬夜，气色不好，可以通过适当进补茶饮、膳食调理气色。

（1）茶饮：

玫瑰花茶

原料：大枣4枚，玫瑰花3朵，枸杞20克。

做法：将大枣、玫瑰花、枸杞洗净，放入杯中，加入开水300毫升，浸泡5分钟即可饮用。可根据口味加入冰糖或蜂蜜。代茶随意饮用。可使肌肤细腻、水嫩、红润。

（2）药膳：

面容黑暗——栗子炖白菜

原料：生栗子200克，白菜200克，盐、味精、淀粉少许。

做法：生栗子去壳，切成两半，用鸭汤适量煨至熟透，再放入白菜条，盐、味精少许，白菜熟后勾芡即可。

面容粗糙——笋烧海参

原料：水发海参200克，鲜笋或水发笋100克，瘦肉适量，盐、味精、糖、酒、淀粉少许。

做法：水发海参切长条，鲜笋或水发笋100克切片，海参与笋同入锅，加瘦肉一起煨熟，加入盐、味精、糖、酒，勾芡后食用。

面容多皱——什锦山药（马铃薯）泥

原料：鲜山药或马铃薯500克，桃仁、大枣、山楂、青梅少许。鲜山药或马铃薯煮熟，去皮，压泥，再挤压成团饼状，上置桃仁、大枣、山楂、青梅等果料，上蒸锅煮约10分钟，然后浇上蜂蜜即可。

面容虚胖——海米炒油菜

原料：油菜200克，海米50克，盐、味精、淀粉少许。

做法：油菜洗净切长段，用油炒，再放入温水发透的海米，加适量鸡汤炒熟，加盐、味精，勾芡后即可食用。

2. 生活方式调理

（1）保证充足的睡眠是改善脸色的最简单、最有效的方法。

（2）饮食要有规律。良好的饮食习惯可以保持脾胃健运、气血充盛，脸色也会随之改善，斑点不易生长。

（3）适当的运动对促进气血循环十分有利。

3. 调畅情志　情志不舒可致肝气郁结、气血郁滞，导致脸色差、长斑等。因此，调畅情志十分必要。

（八）　食欲差

1. 饮食调理　饮食定时定量，全面均衡营养。

（1）山楂杨梅生姜饮：

原料：山楂80克，鲜杨梅30克，生姜15克，精盐、白糖适量。

做法：先将生姜洗净，切成片，与洗净的山楂、杨梅同放入碗中，加精盐、白糖适量，调拌均匀，浸渍1小时后用沸水浸泡15分钟即可服食。早中晚三次分服，嚼食山楂、杨梅、生姜。

（2）山药百合大枣粥：

原料：山药90克，百合40朵，薏苡仁30克，大枣15枚，粳米适量。

做法：以上原料共煮粥。每天2次。

2. 生活方式调理

（1）宜情绪乐观，不宜悲伤忧郁。平时保持精神愉快乐观，进食前更应注意避免不良的精神刺激。

（2）饮食上注重色、香、味、形和营养搭配，变换花色品种，宜清淡爽口、色泽鲜艳，并可适当选择酸味和辛香的食物，以增加食欲。

（3）及时调控膳食结构，注意多食用含锌的食物。动物性食品是锌的主要来源，牛、羊、猪肉含锌丰富，鱼肉及其他海产品含锌也比较丰富，但注意避免用杂肉或肥肉做原料。可将瘦肉剁碎煲汤或蒸熟，加些葱、姜等调味。

（4）避免过多食用对胃黏膜有损伤的食物，如油炸食品、辣椒、芥末、浓茶、浓咖啡、酒，以及过热、过甜的食物。

（5）吃饭要养成细嚼慢咽的习惯，以增加唾液分泌，从而有助于消化，增加食欲。

（6）不要睡前进食（尤其是饱食），少吃零食，不要多吃太凉的食物。

3. 运动调理 因人因时、循序渐进。以放松项目为主，如散步、瑜伽、气功、太极拳等。

4. 经络调理

（1）捏脊疗法：俯卧床上，四肢放平。捏脊前术者先在背部轻轻按摩几遍。

（2）腹部按摩：平躺，以肚脐为中心，用双手从两侧抱住腹部，手指施加力量揉捏腹部，反复做 3~5 分钟；用手指在肚脐周围直径约 10 厘米的范围内绕圈式按摩，接着揉捏上腹部左右。最后用手掌在直径 20 厘米的范围内，缓缓按摩整个上腹部，进行 1~2 分钟。

（九） 肾虚

1. 饮食调理

（1）补锌：锌是人体所必需的微量元素之一，缺锌可以引起男子输精管萎缩，睾丸、附睾、前列腺发育迟缓，睾丸上皮细胞萎缩，造成性功能减退，甚至阳痿、男性不育症等。可多食用富含锌的食物，如牡蛎、牛肉、鸡肝、蛋类、瘦猪肉、鸡肉和花生等。

（2）补充精氨酸：精氨酸对男子性功能及精子生成有促进作用，可适当补充富含精氨酸的食物，如冻豆腐、豆腐皮、花生、核桃、大豆、芝麻、紫菜、豌豆等。

（3）补充维生素 E：维生素对维持机体代谢和性器官正常生殖功能有重要作用，缺乏维生素 E 可引起睾丸损害和性功能减退与紊乱。可多食富含维生素 E 的食物，如麦胚油、玉米油、豆油、芝麻、菜籽油、乳类、蛋类及牡蛎等。

（4）补钙：钙可增强精子代谢，可适当补充含钙食品，如虾皮、乳类、蛋类及豆制品等。

2. 推荐茶饮

虾米茶

原料：虾米 15 粒，茶叶 3 克。

做法：沸水冲泡，代茶饮。可补肾壮阳，适用于身体虚弱、抵抗力下降者。

（十） 慢性疲劳综合征

1. 饮食调理

（1）多吃新鲜果蔬及某些坚果、肉类：为了增强免疫系统的功能和加快康复，可以选择含50%蔬菜和鲜果汁的均衡饮食，主要包括蔬菜、水果、全麦等谷类、种子和核果、去皮的火鸡肉、深海鱼。这些食物可提供各种补充体力及强化免疫力所需的营养。勿食贝类。

（2）多喝绿色饮料：多喝蔬菜汁以补充维生素，如萝卜汁、青菜汁等。

（3）补充嗜酸菌：大约60%感染EB病毒的人也同时带有念珠菌，因此要在饮食中补充嗜酸菌，多吃酸性食品，如酸奶。

（4）保健药膳：

温补方

原料：冬虫夏草5克，人参2克，淫羊藿15克，乌鸡1只。

做法：将乌鸡去毛和内脏，切块，放锅内，加水适量，放入冬虫夏草、人参及淫羊藿（纱布包）炖煮。食肉，喝汤。早晚各服1次。

补阴汤

原料：甲鱼1只，猪脊髓200克，葱、姜、胡椒、黄酒各适量。

做法：甲鱼切块，猪脊髓切段，与葱、姜、胡椒及适量水一起入砂锅，烧开后撇去浮沫，淋入黄酒，小火烧至熟烂即可。每周2～3剂，每天随量食用1次。

双参肉

原料：鲜人参15克，海参150克，瘦猪肉250克，香菇30克，青豌豆、竹笋各60克，味精、精盐、香油各适量。

做法：将海参发好，切块；香菇洗净，切丝；瘦猪肉洗净，切小块；竹笋切片。将以上四料与人参、青豌豆一齐放砂锅内，加清水适量炖煮，以瘦猪肉熟烂止，加入味精、精盐、香油即可。每天1～2次，每次适量，每周 2 剂。可大补气血、强壮身体、消除疲劳。适用于久病体虚不复，或年老体衰、精神萎靡、身体疲倦等。

干蒸湘莲

原料：莲子（湘莲）180 克，糯米 100 克，豆沙馅 60 克，冰糖、白糖、桂花酱、猪油各适量。

做法：干莲子用温水稍泡，放入加有少许食用碱的开水中（水不宜多，能浸过莲子即可）。反复搓洗去皮，再用温水换洗几次，去净碱味后捞出，切去两头的尖，捅去莲子心，入开水中煮一下捞出，放碗内，加开水及白糖少许，上笼蒸至六成烂时取出，晾凉备用。糯米用开水略煮，捞出，再用大火蒸透，取出备用。扣碗抹上猪油，把莲子扣入碗内。冰糖砸碎，撒在莲子上；另外，向糯米饭中加入猪油、白糖、豆沙馅桂花酱拌匀，取大部分放在莲子上摊平，入笼蒸（或隔水蒸）1 小时，取出反扣在盘内。每天 1 次，随量食。可补肾健脾、养心安神。

2. 生活方式调理

（1）戒烟、戒咖啡。每天摄入的酒精量少于 25 克。

（2）少吃甜食。糖分会过度激活胰岛素，使血糖发生变化，让人疲劳，坐立难安，还会引发肥胖问题。

（3）勤洗澡。可泡温泉浴 30 分钟或按摩 15 分钟，以消除躯体肌肉酸痛。

（4）保持情绪平稳，少动怒、激动，多听轻音乐。

3. 运动调理　经常锻炼身体，放松身心，经常按压第 4 腰椎。适当进行户外活动，如每天晨跑 20 分钟或散步 30 分钟，多参加团体活动。可以经常练瑜伽、气功或打太极拳等。

4. 经络调理

穴位敷贴：小茴香、炮姜各 5 克，研末，加食盐少许，用少许蜂蜜调和，敷于肚脐，外加胶布固定，5 ~ 7 天更换一次，10 天为一疗程。

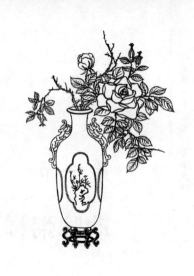

第二章

中年常见疾病的防治

第一节

动脉粥样硬化——锈迹斑斑的管道

动脉硬化是随着人年龄增长而出现的血管疾病，是在各种病因作用下动脉管壁增厚变硬、失去弹性和管腔缩小，其规律通常是在青少年时期甚至幼年时期发生，至中老年时期加重、发病。男性较女性多，近年来该病在我国逐渐增多，成为老年人死亡主要原因之一。

一、 动脉硬化为什么要加上"粥样" 两字

动脉硬化加上"粥样"两个字是因为硬化的血管内膜切开来看，可以见到隆起的灰白色或黄色斑块，主要是胆固醇和脂肪类物质，就像铺了一层煮烂了的粥粒，表面粗糙，高低不平，这样便引起动脉管壁增厚、变硬，管腔狭窄甚至阻塞，其形态就像是"生锈的管道一样"。"粥样"两字是从形态学上来描述的，医学上称为"粥样变"。

二、 动脉粥样硬化形成的原因

动脉粥样硬化形成的原因虽未完全明了，但已知与下述易患因素有密切关系。

（1）高血压：高血压病人动脉粥样硬化发病率明显增高。

（2）高脂血症：动脉粥样硬化常见于高胆固醇血症。

（3）吸烟：吸烟容易损伤动脉壁，还可使血中高密度脂蛋白降低、

血清胆固醇含量增高，导致易患动脉粥样硬化。

（4）糖尿病：糖尿病病人多伴有高三酰甘油血症或高胆固醇血症，如再伴有高血压，则动脉粥样硬化的发病率明显增高。

（5）肥胖：肥胖也是动脉粥样硬化的易患因素。肥胖者易促发高血压、糖尿病、高脂血症、胰岛素抵抗症候群，因而动脉粥样硬化的发病率明显增高。

（6）缺少运动。

（7）压力过大：压力过大可增加肾上腺素的分泌，引起血压升高、心跳加快，伤害动脉血管内壁。

（8）家族史：指的是基因上的因素，可使某些人早期就发生动脉硬化疾病，原因未明。

引起动脉粥样硬化的其他原因还有甲状腺功能减退、库欣综合征、肾病综合征、阻塞性黄疸、A 型性格行为等。

三、 怎么判断有无动脉粥样硬化

动脉粥样硬化的表现主要取决于血管病变及受累器官的缺血程度，早期病人几乎没有症状，处在隐匿状态下发展。中期病人大多数有心悸、心慌、胸痛、胸闷、头痛、头晕、四肢凉麻、四肢酸懒、跛行、视力降低、记忆力下降、失眠、多梦等临床症状，不同的病人会有不同的症状。

1. 冠状动脉粥样硬化　若管径狭窄达 75% 以上，则可发生心绞痛、心肌梗死、心律失常，甚至猝死。

2. 脑动脉硬化　可引起脑缺血（包括短暂性缺血性发作）、脑萎缩，或造成脑血管破裂出血。脑动脉硬化的早期阶段可表现为神经衰弱（常有头晕、头昏、头痛、耳鸣、嗜睡、记忆力减退、易疲劳），情感异常（情绪易激动，缺乏自制力，随着病情的加重，会逐渐变得表情淡漠，对周围事物缺乏兴趣），判断能力低下（表现为不能持久地集中注意力，想象力降低，处理问题要靠别人协助）。脑动脉硬化达到中后期时可出现步态僵硬或行走不稳、痴呆、癫痫样痉挛发作、脑中风。

3. **肾动脉粥样硬化** 常引起夜尿多、顽固性高血压，严重者可有肾功能不全。

4. **肠系膜动脉粥样硬化** 可表现为饱餐后腹痛便血等症状。

5. **下肢动脉粥样硬化** 早期症状主要表现为间歇性跛行，休息时也发生，疼痛则是下肢严重缺血的表现，常伴有肢端麻木、足背动脉搏动消失等。晚期还可发生肢端溃疡和坏疽。

可以通过超声、X线、血流变、血脂等检查辅助诊断。

四、 如何治疗动脉粥样硬化

（一） 一般防治措施

（1）发挥病人的主观能动性配合治疗。研究表明本病经防治病情可以控制，病变可能部分消退，病人可维持一定的生活和工作能力，因此，说服病人耐心接受长期的防治措施至关重要。

（2）合理的膳食。膳食总热量勿过高，应避免经常食用动物性脂肪和含饱和脂肪酸的植物油，应食用低胆固醇、低动物性脂肪食物，如各种瘦肉，鸡、鸭、鱼肉，蛋白质，豆制品等。严禁暴饮暴食、提倡饮食清淡，多食富含维生素 C（如新鲜蔬菜、瓜果）和植物蛋白（如豆类及其制品）的食物。

（3）适当的体力劳动和体育活动。

（4）良好的生活习惯。提倡不吸烟，不饮烈性酒或大量饮酒（少量饮低浓度酒则有提高血中高密度脂蛋白的作用）。生活要有规律，保持乐观、愉快的情绪，避免过度劳累和情绪激动，注意劳逸结合，保证充分睡眠。

（5）积极治疗与本病有关的疾病，如高血压、高脂血症、痛风、糖尿病、肝病、肾病综合征和有关的内分泌疾病等。

（二） 药物治疗 （具体请咨询心血管专科医师）

1. **扩张血管药物** 解除血管运动障碍，可用血管扩张药。

2. 调整血脂药物　血脂增高者，经上述饮食调节和注意进行体力活动后，总胆固醇>5.2毫摩/升、低密度脂蛋白胆固醇>3.4毫摩/升、三酰甘油>1.24毫摩/升者，可根据情况选用他汀类或贝特类降血脂药物。

3. 抗血小板药物　可防止血栓形成，有助于防止血管阻塞性病变和病情的发展，可用于心肌梗死后预防复发和预防脑动脉血栓栓塞，如阿司匹林。

（三）　手术治疗

手术治疗包括对狭窄或闭塞的血管，特别是冠状动脉、主动脉、肾动脉和四肢动脉施行再通、重建或旁路移植等外科手术，也包括用带气囊心导管进行经腔血管改形术、经腔激光再通、经腔粥样硬化斑块旋切或旋磨、经腔血管改形术后放置支架等介入性治疗。

五、　如何让血管"青春永驻"

动脉粥样硬化的预防措施主要有以下几个方面。

1. 劳逸结合与精神调节——释放压抑或紧张情绪　放松身心，莫让重重心事缠身束脑。良好又充裕的睡眠，可使呼吸及心跳趋缓，是心脏自我保护的措施。

2. 合理饮食　最主要的饮食原则是限制脂肪摄入量，少吃甜食，多吃新鲜蔬菜和水果，限盐，不吸烟，少饮酒或不饮酒等，这些都有利于预防动脉粥样硬化的发生。

预防动脉硬化的常见食物有玉米、燕麦、大豆、甘薯、洋葱、大蒜、生姜、茄子、胡萝卜、韭菜、芹菜、山楂、茶叶、菇类、藻类、牛奶、海鱼、蜜橘。

3. 加强锻炼　积极参加力所能及的体育锻炼和体力活动，可帮助改善血液循环，增强体质，并防止肥胖。

4. 早期采取治疗措施　有高血压、冠心病和糖尿病家族史的人，要注意血压和血脂的动态，力争在早期采取治疗措施。

六、 要想使血管"年轻化", 要防六大误区

随着心脑血管病的逐年增加，许多人开始重视调整饮食结构，以减少动脉硬化的发生。但应怎样预防，存在如下六大误区。

误区 1： 不能摄入胆固醇

胆固醇虽然是形成动脉脂肪斑块的主要成分，但它还有许多重要的生理功能，是大脑、神经组织等重要脏器生长发育必不可少的物质，更是破坏肿瘤细胞和其他有毒有害物质的"功臣"，因此，不应过度限制，关键在于科学调整饮食结构，多活动。

误区 2： 吃素能防止动脉硬化

如果经常摄取超过机体能量需要的碳水化合物（米面中的淀粉、水果中的果糖、甜食中的蔗糖等），它们照样能在体内合成饱和脂肪酸，并增加胆固醇的合成，照样会引起动脉硬化。长期素食，营养素摄入不平衡，易使免疫力降低，影响健康。

误区 3： 吃水果可替代蔬菜补充维生素、 纤维素

除有酸味儿的水果含维生素 C 较高外，一般的水果维生素含量并不太多。成人每天需 70 ~ 100 毫克维生素 C，光靠吃水果是远远不够的。

误区 4： 多吃水果能预防动脉硬化

每 100 克水果的含糖量为 6 ~ 20 克，且多为果糖。当机体摄入的总热量已超过需要量时，果糖会迅速转化成饱和脂肪酸，且果糖合成脂肪的速度、效率远远高于淀粉。

误区 5： 不吃油可预防动脉硬化

油由脂肪酸和甘油组成。多不饱和脂肪酸必须从食物中摄取，又叫必需脂肪酸，是细胞的组成成分，它能促进生长发育，防止血管脆性增加，减少血小板黏附性，防止血栓形成，在胆固醇的代谢和运输方面起关键作用，可防止放射线引起的皮肤损害，促进乳汁分泌和精子发育等。所以要适当摄入。

误区 6：　酒能活血化瘀，　多饮可预防动脉硬化

每天饮 40 度的白酒 30 毫升以下或葡萄酒 100 毫升以下，的确可以活血化瘀，减少冠心病的发生。但酒是高热量饮品，在体内产热供能，促使摄入体内的其他食物转化成脂肪，并促进胆固醇的合成。酒精不但增加维生素的利用和排泄，还阻止维生素的吸收。另外，酒在体内不完全氧化时可产生有致癌作用的乙醛，促进癌症的发生。有肝病者，乙醛可与肝炎病毒的致癌作用叠加，其癌症发生率是正常人的 500 倍。

七、 未病先防

1. 减少对脂肪的摄取　应少食"饱和脂肪酸"占有量较多的煎炸食物，少食含"高胆固醇"的食物如虾、动物内脏及蛋黄等，可以有效地调节身体的酸碱平衡，防止动脉硬化。

2. 不吸烟并防被动吸烟　烟草毒害心血管内皮细胞，损害内皮系统功能，可致心肌肥大、变厚，殃及正常的舒缩运动，并可致"好血脂"高密度脂蛋白下降。

3. 坚持适量的体力活动　体力活动量需根据原本身体情况而定，要循序渐进，不宜勉强做剧烈运动，每天最好坚持不短于 30 分钟的活动，可"一次性完成"或分 3 次进行，每次 10 分钟。依个体条件进行跳绳、做体操、打太极拳、骑车、步行、修花剪草、拖地、干家务等。

4. 释放压抑或紧张的情绪　慢性忧郁或持续的紧张，可刺激交感神经兴奋，易致心跳加快、血管收缩、血压上升，血流减少。

第二节

冠心病——"白骨精"的"杀手"

近年来，一些中青年人因为年轻力壮，在突发胸痛时，想不到是冠心病而耽误抢救，甚至送命。此类悲剧频频发生，如我们都熟悉的演员高秀敏、古月、侯耀华、马季等人都是因冠心病而猝死的。由于不健康的生活方式、工作压力增大及生活节奏加快，我国冠心病的发病率呈逐年上升趋势，而且冠心病已不是老年人的"专利"，近年渐呈年轻化趋势，有时仅表现为胃痛、牙痛和腹痛，隐匿且凶险，导致许多"白领、骨干、精英"英年早逝。下面我们就一起来了解一下"白骨精"的杀手——冠心病。

一、什么是冠心病

冠心病是冠状动脉粥样硬化性心脏病的简称，是指因冠状动脉粥样硬化使血管腔狭窄、阻塞，或（和）冠状动脉痉挛导致心肌缺血、缺氧甚至坏死而引起的心脏病，亦称缺血性心脏病。冠心病分为无症状性心肌缺血、心绞痛、心肌梗死、缺血性心肌病和猝死五型，在临床上最常见的就是心绞痛和心肌梗死，属于中医"胸痹""真心痛"的范畴。

二、冠心病的预警信号——症状表现

冠心病心绞痛的典型症状表现（通常称为"五要素"）如下。

1. 疼痛部位 主要在胸骨体中段或上段之后，可波及心前区，有手

掌大小范围，甚至横贯前胸，界限不很清楚。常放射至左肩、左臂内侧直达无名指和小指，或至颈、咽（或下颌部）、上腹部。注意防止误诊为肩周炎、胃痛、牙痛、食管炎等病。

2. **疼痛性质**　胸痛常为压迫、发闷或紧缩性，也可有烧灼感，但不像针刺或刀扎样锐性痛，偶伴濒死的恐惧感觉。有些病人仅觉胸闷不适，不认为有痛。发作时，病人往往被迫停止正在进行的活动，直至症状缓解。

3. **疼痛诱因**　发作常由体力劳动或情绪激动（如愤怒、焦急、过度兴奋等）所诱发，饱食、寒冷、吸烟等亦可诱发。疼痛多发生于劳力或激动的当时，而不是在一天劳累之后。

4. **疼痛持续时间**　疼痛出现后常逐步加重，然后在 3～5 分钟逐渐消失。

5. **疼痛缓解方式**　一般在停止原来诱发症状的活动后即可缓解；舌下含服硝酸甘油也能在几分钟内缓解。

冠心病的症状不仅限于以上几点，有些病人夜晚睡眠枕头低时，感到胸闷憋气，需要高枕卧位方感舒适；熟睡或白天平卧时突然胸痛、心悸、呼吸困难，需立即坐起或站立方能缓解；性生活或用力排便时出现心慌、胸闷、气急、胸痛不适；或听到噪声便感到心慌、胸闷；或反复出现脉搏不齐，不明原因的心跳过速或过缓等。所以为尽早发现冠心病，40 岁以上的人应定期进行相关体检，或做进一步的检查，以便尽早发现冠心病，及早治疗。

三、 哪些人容易患冠心病

1. **年龄、性别**　本病临床上多见于 40 岁以上的中老年人，近年来发病有年轻化趋势。女性在更年期后发病率增加。

2. **高血脂病人**　尤其是胆固醇及低密度脂蛋白增高影响较大。

3. **高血压病人**　高血压病人本病发生率较血压正常者高 3～4 倍，并且血压突然升高易导致不稳定型心绞痛、急性心肌梗死等。

4. 吸烟者　吸烟对心血管的不良影响仅次于高脂血症与高血压，是冠心病的第三大危险因素。冠心病的发病率与每天吸烟的支数成正比。研究认为，被动吸烟具有同样的危险性。

5. 糖尿病和糖耐量异常者　糖尿病病人的冠心病发病率较非糖尿病者高数倍，且病变进展迅速。糖耐量降低的病人中得冠心病的也十分常见。

6. 其他　①肥胖病人；②从事体力活动少，脑力活动紧张，经常有工作紧迫感者；③暴饮暴食，常进食较高热量及含较多动物性脂肪、胆固醇、糖和盐的食物者；④遗传因素：有心血管疾病家族史的病人；⑤性情急躁、好胜心和竞争性强、不善于劳逸结合的 A 型性格者。这些人群比一般人患冠心病的风险要大得多，平时要特别注意防治。

四、 怀疑得了冠心病， 如何检查诊断

1. 心电图　心电图是冠心病诊断中最早、最常用和最基本的诊断方法。

2. 心电图运动负荷试验　通过运动或其他方法，给心脏以负荷，诱发心肌缺血，进而证实心绞痛的存在。

3. 动态心电图　是一种可以长时间连续记录心电图变化的方法，可提高对一过性心律失常及短暂的心肌缺血发作的检出率。

4. 核素心肌显像　可以显示缺血区，明确缺血的部位和范围大小。

5. 冠状动脉造影　是目前冠心病诊断的"金标准"。

6. 心脏超声　可以对心脏形态、室壁运动及左心室功能进行检查，是目前最常用的检查手段之一。

7. 血管内超声　可以明确冠状动脉内的管壁形态及狭窄程度，是一项很有发展前景的新技术。

8. 多层螺旋 CT 冠状动脉造影　是近年发展起来的冠心病的无创检查

手段。

9. 心肌酶学检查　是急性心肌梗死诊断和鉴别诊断的重要手段之一。

五、 冠心病的认识误区有哪些

误区一： 冠心病是中老年人的病， 青少年无须预防

尽管冠心病一般都发生在中老年阶段，但其根源却是在青年时期形成的。因此，儿童从两岁后，就应合理膳食，均衡营养，积极参加适宜的体育锻炼，保持健康的体重，以降低成年以后患冠心病的危险。

误区二： 男性比女性更有可能患冠心病

女性停经后，由于雌激素的减少等，患冠心病的可能性会同男子一样高。因此，无论男女，只要从小建立良好、健康的生活方式，改变不良的生活习惯，就可大大降低患冠心病的危险。

误区三： 好不容易活动一下， 运动量要大一些

偶尔大量活动危害可能更大，平时长期工作紧张，身体超负荷运转，疾病已悄然而至，蓄势待发，一旦激烈运动，超出身体承受能力，很容易发生意外。我们下面会讲到正确的运动方法。

误区四： 心绞痛能扛就扛， 尽量不吃药

心绞痛发作时，如果不及早给药治疗，就会加重心肌缺血的损伤程度，甚至可能发生急性心肌梗死，引发危及生命的突发事件。因此，心脏出现问题应积极应对，采取适当防治措施，并去医院检查诊治，千万不可掉以轻心，否则就会出问题。

误区五： 急性心肌梗死宁可保守治疗， 也不愿意手术

目前冠心病介入治疗已经非常成熟，可使心肌梗死急性期的死亡率由原来的30%下降至5%以内，并可明显减少并发症的发生。因此，怀疑患急性心肌梗死时要尽早就医，如经济条件许可，到有做介入治疗条件的医院，采用急诊介入手术治疗方法无疑是一种明智的选择。

误区六： 一旦患了冠心病， 只会越来越重

研究结果表明，如果能在医生的指导下服用有效的降脂及软化血管的药物，坚持正确的生活方式，不仅可使冠心病、心肌梗死、心力衰竭等类型的心脏病病人过上有生气的生活，而且还可以有效地阻止动脉硬化的加重，甚至能在某种程度上使病情好转。

误区七： 对不典型的胸痛认识不足

一方面漏诊冠心病：很多冠心病病人的疼痛部位不典型，比如发生在肩背部、下颌、咽喉、上腹部等部位的疼痛，往往容易漏诊或误诊为肩周炎、牙痛、胃痛、食管炎等。还有些病人疼痛不明显，表现为胸闷或乏力等，尤其是患有糖尿病痛觉不明显者，很容易漏诊或到呼吸科等其他科室就诊，导致延误诊治。

另一方面误诊为其他病：应该注意将冠心病胸痛与肋间神经痛和肋软骨炎、心脏神经症、更年期综合征、反流性食管炎、颈椎病，以及肺栓塞、主动脉夹层等相鉴别。

误区八： 仅仅相信心电图的诊断

心血管专科医师认为，超过50%的冠心病病人静息心电图可以正常，还有近半数病人心绞痛发作时心电图无明显变化，心电图对于诊断冠心病意义有限。因此，我们在有症状或心电图有问题时，要到心血管专科咨询或做进一步检查，以明确诊断。

六、 冠心病的防治很重要

（一） 常规治疗

（1）生活方式的调整是基础。冠心病的防治有四大基石，即合理膳食、戒烟限酒、适当运动、心理平衡，生活方式调整好了，可以避免不良因素的进一步损害。

（2）药物治疗是关键，药物治疗的目的就是改善冠脉供血，长期坚持药物治疗还可以有效控制病情，减缓冠心病的进程。注意要在医生指导下根据自己的病情来确定药物的种类和剂量，不要擅自更改药物或剂量。平常还要随身携带硝酸甘油、速效救心丸等药物，一有不舒服，立即用药。

（3）介入治疗和冠状动脉旁路移植术（又称冠状动脉搭桥术）。

（二）　得了冠心病，"二级预防"　十分重要

很多人询问有关冠心病早防早治的问题，有人问未得冠心病可以预防，已经得了冠心病怎么还叫预防？其实冠心病早防早治体现在冠心病的各个阶段中，如果目前未患冠心病，但是已经有多种危险因素存在，如吸烟、饮酒、肥胖、高血压、高血脂、糖尿病、心血管疾病家族史等，这时就要预防冠心病的发生，医学上称为"一级预防"，也就是中医所讲的"未病先防"，主要针对各种危险因素治疗，建议 40 岁以后开始服用阿司匹林肠溶片（每晚服用 75～150 毫克）。

如果已经得了冠心病，有心绞痛、心肌梗死、冠状动脉支架植入术、冠状动脉旁路移植术史者等，这时就要防治冠心病的加重及并发症的发生，称为"二级预防"，也就是中医所讲的"已病防变"。医学家把冠心病的二级预防总结为 A、B、C、D、E 几个方面。

A. 一般指长期服用阿司匹林（Aspirin）和血管紧张素转化酶抑制剂（ACEI）等。

B. 应用 β 受体阻滞剂（Betablocker）和控制血压（Bloodpressure）。

C. 降低胆固醇（Cholesterol）和戒烟（Cigarettes）。

D. 控制饮食（Diet）和治疗糖尿病（Diabetes）。

E. 健康教育（Education）和体育锻炼（Exercise）。

另外，可以联合使用防治冠心病的中成药，如脑心通胶囊、复方丹参滴丸、麝香保心丸、冠心舒通胶囊、芪参益气滴丸等药物，起到多靶点保护作用。

七、　冠心病病人平时的注意事项

冠心病虽然是一种不可逆的慢性病，但冠心病病人如果能坚持长期治疗并注意调节生活方式，一样可以带病延年。

第一，平时要注意少吃动物脂肪和胆固醇含量高的食物，如蛋黄、鱼子、动物内脏等。冠心病病人应少吃肉，多吃鱼、豆制品、蔬菜和水果。

第二，要注意节制饭量，控制体重，切忌暴饮暴食，因为暴饮暴食可使血脂、血黏度突然增高，并增加心脏负担，尤其要注意晚饭不宜吃得过饱。

第三，注意限制食盐的摄入，要保证每天以 6 克以下为宜。

第四，烟、酒有损健康，所以冠心病病人要注意戒烟、戒酒。

第五，有数据表明，一次房事所消耗的体力相当于跑完百米，所以冠心病病人应注意节制房事的频次。

第六，生活要有规律，避免精神高度紧张或过度兴奋。另外，还应注意保持大便通畅、睡眠充足。

第七，寒冷与闷热都会增加人体的能量消耗，所以要注意防寒、保暖。

第八，冠心病有不定期发作特性，要注意身边常备缓解心绞痛的药物，以便随时服用。若有持续疼痛或服药不能缓解，应立即到附近的医院急诊。

第九，有些人喜欢每晚睡前洗澡，但冠心病病人应注意洗澡次数不要过频，洗澡时间不要超过 15 分钟，不要在热水中久泡，洗澡完毕后还要注意保暖。

第十，要注意不能参加重体力劳动，不能从事十分紧张和能导致精神紧张的工作。工作中应注意休息，如出现心慌、气短、胸痛，应立即停止工作。

第十一，慎用抗心律失常药物。症状严重的病人应在医生的指导下长期服用小剂量美托洛尔（倍他乐克）和阿司匹林肠溶片，以减少心肌耗氧量及防止血栓形成，这样有助于预防猝死的发生。

以上都是冠心病的注意事项，冠心病病人在日常生活中一定要谨记。

只有坚持合理的饮食和生活习惯，才有益于冠心病的日常预防和护理，才能做到带病延年。

八、 冠心病病人如何做康复运动

因为没有什么特效药物可以治愈冠心病，所以对冠心病病人来说主要是如何改善症状、提高生活质量。康复治疗就是目前国际上推荐的有效方法。

冠心病康复治疗是指通过积极主动的身体、心理、行为和社会活动的训练，帮助病人缓解症状，改善心血管功能，提高生活质量。其中，康复运动是康复治疗中的重要一环。

1. 适应对象　适合进行冠心病康复运动的病人主要有以下几种：稳定型冠心病（包括陈旧性心肌梗死、稳定型心绞痛）、隐性冠心病、冠状动脉旁路移植术后、经皮冠状动脉球囊扩张、支架术后的病人。

2. 运动方式　以有氧训练为主，包括步行、骑车、爬山、游泳、打门球、打乒乓球和羽毛球等。有节律的舞蹈、中国传统的拳操等也是合适的运动方式。

3. 运动强度　运动量适宜的标志是运动后第二天早晨起床时感觉舒适，无疲劳感。运动强度适宜的标志是运动时稍出汗，呼吸轻度加快但不影响说话。若运动后气喘吁吁，大汗淋漓，明显感到疲乏，甚至有头晕目眩等不适症状，说明运动量过大了。一般每周锻炼 3～5 次就可以了。

4. 锻炼技巧　每次锻炼时必须要有三个阶段，先热身，再持续训练或间歇训练，最后为整理运动，目的在于使高度活跃的心血管系统逐步恢复到安静状态，一般采用小强度放松性运动。

九、 冠心病病人要打好"心理战"

冠心病属于心身疾病范畴，其病理改变主要发生在心脏，但心理因素在发病机制中起着重要作用。焦虑、紧张、愤怒、烦恼等不良情绪，会引起血液中肾上腺素和其他激素水平升高，造成明显不适，如呼吸急促、心跳加快、血压升高等。严重时还会引起冠状动脉血管痉挛、阻塞而发生心绞痛和心肌梗死。

对于冠心病的治疗，心理疗法是与药物疗法、物理疗法（如针灸、理疗）、手术疗法三大治疗法宝并列的第四大治疗法宝。冠心病病人要练习自我情绪调节，保持情绪的安宁和稳定。遇事心平气和，要宽以待人，要想得开放得下，掌握一套身体锻炼和心理调节的方法。

十、 未病先防——积极预防冠心病

1. 严格控制体重 多动比少食更重要。

2. 要避免超负荷运转 人到中年，各种器官明显退化，应学会调节生活节奏，张弛相间，千万不能让体内的"发动机"长期全速运转。

3. 应定期检查身体 可以通过心电图，尤其是运动平板试验检查冠心病，运动平板试验目前已成为冠心病广泛、有效而简单的诊断方法。定期检查对早期发现疾病是相当重要的。

十一、 既病防变——冠心病的治疗与康复

1. 加强冠心病中西医基本知识的学习 学习冠心病的一般中西医知识，如冠心病的主要发病原因、诱发因素、预防及急救措施、常见症状、一般治疗措施、疾病的发展及预后等。

2. 积极治疗与冠心病有关的疾病 高血压可加重心脏负荷，损伤血管内膜，高血压和糖尿病是冠心病的主要发病原因，能加速动脉粥样硬化，因此必须控制好血压和血糖。

3. 按时服药，定期复查，及时就医 嘱冠心病病人必须遵照医嘱按时服药，定期到医院检查，外出时随时带急救卡和急救药。

第三节

高血压——这个"高"要不得

一、什么是高血压病

高血压（Hypertension）是一种常见疾病，在未用降压药情况下，收缩压≥140 毫米汞柱或舒张压≥90 毫米汞柱就是高血压。引起高血压的原因很多，除了遗传、肥胖等因素外，长期精神紧张、过于焦虑、饮食过咸、大量饮酒吸烟也容易导致高血压。

高血压病具有三高即"高发病率、高死亡率、高致残率"和三低即低知晓率、低治疗率、低控制率的特点。据调查，我国高血压患病率呈逐年增长趋势，全国高血压病人已有 2 亿多人；并且高血压病人呈年轻化趋势，特别是年轻白领、精英、骨干，这些人易发生心脑血管疾病。目前，我国已成为高血压危害最严重的国家。

从医学上来说，高血压分为原发性和继发性两大类。高血压病因不明者称为原发性高血压，就是我们通常所讲的高血压，占总高血压病人的95％以上。继发性高血压是继发于肾、内分泌和神经系统疾病等的高血压，多为暂时的，在原发疾病治疗好后，高血压就会慢慢消失。高血压根据症状表现一般归属于中医"眩晕、头痛"的范畴。

二、 高血压病的危害

高血压本身并不可怕，诊断、治疗都很容易，可怕的是高血压的各种并发症：以心、脑、肾的损害最为显著，高血压病人血压越高，脑中风的发生率越高，长期高血压还能引起肾衰竭，增加心脏负担，导致左心室肥厚、心力衰竭，也可出现心绞痛、心肌梗死等。因此人们说"高血压猛于虎"，但高血压并不是不可预防的。

三、 如何早期发现高血压

1. 要定期或经常测量血压　很多高血压早期无不适症状，被称为"无声杀手"。建议正常成年人至少每年测量 1 次血压；40 岁以上的，每年至少测量 2~3 次，利用各种机会将高血压检测出来，以便早期发现高血压。

2. 注意是否为易患人群　父母、兄弟、姐妹等家属有高血压病史者；肥胖者；喜欢过咸饮食者；过度饮酒者；生活不规律、生活或工作压力大等情况。

3. 要有警惕心理　如果出现以下症状，就要警惕是否血压已经升高了。如头疼或头胀痛、阵发性眩晕、耳鸣、心慌气短、胸闷不舒畅、失眠、肢体麻木等。

四、 怎样有效防治高血压

高血压的早期症状具有隐蔽性，加上很多人对高血压知识了解不多，自我保健意识不强，一旦有了症状，就已经发展到很严重的地步了。那么我们该怎样才能有效地防治高血压呢？

有效防治高血压，要做到以下几个方面。

（1）要早期发现。

（2）要正确判断：初次发现血压增高，特别是年龄低于 30 岁者，应查明产生高血压的原因。

（3）要合理用药：高血压病人治疗初期，要在心血管专科医生的指导下选用降压药物，并经常测量血压，当血压降至正常且不再出现大幅度波动后，即可维持治疗。切忌一旦血压下降就自行停药，或不按规定服药。

（4）要综合治疗：不但降好血压，还要控制好导致高血压的各种危险因素，保护好高血压的靶器官如心、脑、肾等。要找医生提供一个好的治疗方案。

（5）调理好日常生活：饮食宜清淡，限制摄盐量。要避免精神过度紧张，进行适当的体育锻炼，合理安排工作与休息，以及戒烟限酒等。

五、 走出高血压的误区

误区一： 以自我感觉来估计血压的高低

高血压病人过一段时间后，产生耐受，无症状，实际上血压仍然高，并且症状的轻重与血压高低程度不一定成正比。正确的做法是定期主动测量血压，每周至少测量两次。

误区二： 血压一降， 立即停药

应用降血压药物治疗后，血压降至正常，主要是降压药在起作用，如自行停药，血压还要升高，这样不仅达不到治疗效果，而且由于血压波动幅度较大，将会引起心、脑、肾发生严重的并发症，如脑出血等。正确的服药方法是用药使血压降至目标值后，采用维持量继续服药，或者在医生的指导下调整药物，而不应骤然停药。

误区三： 采用传统的一日三次服药方法

要根据药物的作用时间决定服药的方法和次数，比如短效、中效、长效药物服药方法就不同。

误区四： 快速降压， 血压降得越快越好

血压降得过快或过低会使心、脑、肾的供血减少，可诱发心绞痛、肾

衰竭、缺血性中风等。因此要平稳降压。即使高血压急症，第一小时也不能使降压幅度超过 30%。

误区五： 一味地追求血压达到正常水平

降压要根据具体情况。例如，普通高血压病人血压宜降至 140/90 毫米汞柱以下；老年（≥65 岁）高血压病人的血压降至 150/90 毫米汞柱以下即可；年轻人或糖尿病、稳定型冠心病、慢性肾病病人血压则可降至 130/80 毫米汞柱以下。

误区六： 单纯依赖降压药， 认为只需服药就足够了

治疗高血压的目的不仅在于降低血压，还在于减少并发症的发生。高血压病人发生心血管并发症的危险因素有多种，因此，高血压的治疗还应包括高血压危险因素的治疗，必须重视非药物治疗，培养良好的生活方式进行综合治疗。

误区七： 新药、 贵药就是好药

高血压病人应在医生指导下选择用药，药价与药效之间并不存在必然的正比关系，病人情况不一样，选择药物也不一样。

误区八： 依照别人的经验服用降压药

高血压病因复杂，临床分型很多，每个人对药物的反应性、适应性和耐受能力各不相同，各种降压药的性能也各异，因此，治疗高血压时不能用同一个固定的模式服药，而应坚持"个体化"的用药原则。

六、 高血压病人如何保健

1. 合理膳食 限制脂肪的摄入，限制盐的摄入量，控制能量的摄入，多吃含钾、钙丰富而含钠低的食品，切忌盲目进补，适当增加海产品摄入等。

2. 适当运动 选择适当的运动项目如步行、快走、慢跑、游泳、气功、太极拳等均可。有严重心血管疾病的病人应在医生建议下选择适合的运动疗法。做到循序渐进、持之以恒。

3. 戒烟限酒　高血压病人应戒烟，少饮酒。

4. 心理平衡　适当改变自己的行为方式，避免情绪太过激，及时发泄等。

5. 自我管理　高血压病人除了做好合理膳食、适量运动、戒烟限酒、心理平衡外，在日常生活中还应做好自我管理。

（1）定期测量血压，1~2 周应至少测量一次。条件允许者可自备血压计及学会自测血压。

（2）治疗高血压应坚持"三心"，即信心、决心、恒心，只有这样做才能防止或推迟机体重要脏器受到损害。

（3）定时服用降压药，自己不随意减量或停药，可在医生指导下根据病情加以调整，防止血压反跳；药物服完或血压波动，出现头晕、头痛、肢体麻木等症状时要及时到医院就诊。

高血压前期或血压轻度升高患者也可以在改变生活方式的基础上使用一些中成药，如松龄血脉康胶囊、藤丹胶囊等，在降压的同时改善症状。

七、 高血压重在未病先防

高血压发病与体质、情绪、生活失调有密切关系，因此，预防高血压也应该紧紧地抓住以下几个环节。

（1）要注意调节情志，保持心情愉快、开朗乐观，避免长时间的精神紧张，要使精神情志有张有弛，肝气畅达，心旷神怡。

（2）高血压发病与人的体质因素有关，肥胖者预防高血压，应适当减肥，增加体力劳动和体育锻炼，以减轻体重，减少高血压发病的机会。

（3）有高血压家族史者或年龄在 40 岁以上的人，应该定期进行健康检查，使高血压早期发现、早期治疗。

（4）预防高血压要调摄好生活，尽量做到生活规律有序。中年以后更要保证睡眠，尽量少熬夜，并适度节制房事，减少过度损耗肾精，保持精气充沛、身体健康。

八、 保健举例

在规律服用降压药的同时，可以配合一些理疗、饮食等方法辅助治疗，以起到缓解症状、增加疗效、减少毒副反应等作用。

（一） 理疗法

1. 气功疗法 一般取内养静功法，可以取坐姿或站姿。坐姿是坐在椅子上，双腿分开自然踏地，两手放于大腿上，手心向下，全身放松，心情怡静，排除杂念，意守丹田，口唇轻闭，双目微合，调整呼吸。站姿是身体自然站立，双脚分开与肩齐宽，两膝微屈，两手抱球放于身前，全身放松，意守丹田，调整呼吸。每次 10～30 分钟，每天 1～2 次。

2. 头部按摩法 中医认为"头为诸阳之会"，人体十二经脉和奇经八脉都汇聚于头部，而且头部有几十个穴位。正确地按摩和日常的一些良好习惯对高血压病人可以起到意想不到的保健作用。

（1）梳头：可促进头部血液循环，疏通经脉，调畅气血，调节大脑神经，刺激皮下腺体分泌，增加发根血流量，减缓头发的早衰，并有利于头皮屑和油腻的清除。梳头方法是每天早、中、晚各梳头一次，用力适中，头皮各部全部梳理一遍，每次 2～3 分钟。

（2）推发：两手虎口相对分开放在耳上发际，食指在前，拇指在后，由耳上发际推向头顶，两虎口在头顶上会合时把发上提，反复推发 10 次，操作时稍用力。两掌自前额像梳头样向脑部按摩，至后颈时两掌手指交叉以掌根挤压后颈，有降压的作用。

3. 足部按摩法 中医经络学指出，足心是肾经涌泉穴的部位，手心是心包经劳宫穴的部位，经常用手掌摩擦足心，可健肾、理气、益智、交通心肾，使水火相济、心肾相交，能防治失眠、多梦等，对高血压病也有很好的疗效。足部与全身脏腑经络关系密切，承担身体全部重量，故有人称足是人类的"第二心脏"。中医学认为，人体五脏六腑在足上都有相应的投影，足与整体的关系类似于胎儿平卧在足掌面，头部向着足跟，臀部朝着足趾，脏腑即分布在跖面（脚掌）中部。根据以上原理和规律可知，刺激足穴可以调整人体全身功能，治疗脏腑病变。

4. **足浴疗法** 足部是足三阴经的起始点，又是足三阳经的终止点，踝关节以下就有60多个穴位。经常用热水泡足，能刺激足部穴位，促进血脉运行，调理脏腑，从而达到强身健体、祛除病邪、降压疗疾的目的。足浴时，水的温度一般保持在40℃左右，太高太低都不好；水量以能没过足踝部为好，双足放热水中浸泡5～10分钟，然后用手按摩足心。

5. **"三穴"按摩法** 人体有三个快速降血压的穴位——太冲、太溪和曲池。其中，太冲是足厥阴肝经上的大穴，可以疏肝理气、平肝降逆，不让肝气升发太过；足少阴肾经上的太溪则能够补肾阴，就如同给肝木"浇水"；手阳明大肠经上的曲池穴则可以扑灭火气，降压效果非常好。如果坚持每天按揉这三个穴位3～5分钟，每次不少于200下，两个月之后就可以见到效果。

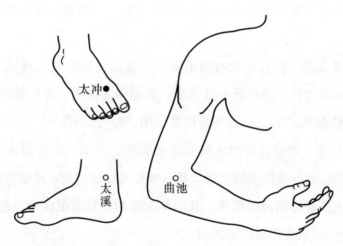

（二） **茶疗法**

1. **杜仲降压茶** 杜仲有补肝肾、强筋骨的作用，具有良好的降血压、降血脂、抵消药物副作用、提高机体免疫力、防止肌肉骨骼老化等作用。适合高血压、眩晕症、脑血管后遗症等属于肝肾亏虚（症见眩晕、腰膝酸痛、筋骨痿弱等）的病人。

2. 罗布麻茶　罗布麻茶具有清凉泻火、降压、强心、利尿等作用，对轻度高血压病人的头痛、眩晕、脑涨、浮肿等具有辅助治疗作用。

3. 菊花茶　所用的菊花应为甘菊，其味不苦，尤以苏杭一带所产的大白菊或小白菊最佳，每次用3克左右泡茶饮用，每天3次。也可用菊花加金银花、甘草同煎代茶饮用，有平肝明目、清热解毒之特效，对高血压、动脉硬化病人有显著疗效。

4. 山楂茶　山楂所含的成分可以助消化、扩张血管、降低血糖、降低血压。经常饮用山楂茶，对于治疗高血压具有明显的辅助疗效。其饮用方法为：每天数次用鲜嫩山楂果1~2枚泡茶饮用。

5. 荷叶茶　荷叶的浸剂和煎剂具有扩张血管、清热解暑及降血压之效。同时，荷叶还是减脂去肥之良药。其治疗高血压的饮用方法是：用鲜荷叶半张洗净切碎，加适量的水，煮沸放凉后代茶饮用。

6. 槐花茶　槐花具有凉血止血、清肝泻火等作用，将槐树花蕾摘下晾干，用开水浸泡后代茶饮用，每天饮用数次，对高血压病人具有独特的治疗效果。

7. 何首乌茶　何首乌具有降低血脂、减少血栓形成之功效。血脂增高者，常饮用何首乌茶疗效十分明显。其制作方法为：取何首乌20~30克，加水煎煮30分钟，待温凉后代茶饮用，每天1剂。

8. 葛根茶　葛根具有改善脑部血液循环之功效，对因高血压引起的头痛、眩晕、耳鸣及腰酸腿痛等症状有较好的缓解功效。经常饮用葛根茶对治疗高血压具有明显的作用。其制作方法为：将葛根洗净，切成薄片，每天30克，加水煮沸后代茶饮用。

9. 莲子心茶　莲子心是指莲子中间青绿色的胚芽，其味极苦，但却具有极好的降压去脂功效。莲心12克，用开水冲泡后代茶饮用，每天早、晚各饮1次，除了能降低血压外，还有清热、安神、强心之特效。

10. 决明子茶　决明子具有降血压、降血脂、清肝明目等功效。经常饮用决明子茶可治疗高血压。可用15~20克决明子泡水，每天数次代茶饮用。

11. **桑寄生茶** 桑寄生为补肾补血要剂。中医临床表明，用桑寄生煎汤代茶，对治疗高血压具有明显的辅助疗效。其制作方法是：取桑寄生干品 15 克，煎煮 15 分钟后饮用，每天早、晚各 1 次。

12. **玉米须茶** 玉米须不仅具有很好的降血压功效，而且也具有止泻、止血、利尿和养胃之功效。在临床上应用玉米须治疗因肾炎引起的浮肿和高血压，疗效尤为明显。其饮用方法是：泡茶饮用每天数次，每次 25 ~ 30 克。

应该注意，许多药物的药性偏于寒凉，阳气不足、脾胃虚寒者要慎用。

（三） **食疗方**

1. **芹菜粥** 芹菜连根 120 克，粳米 250 克。将芹菜洗净，切成 2 厘米长的段，粳米淘净。芹菜、粳米放入锅内，加清水适量，用大火烧沸后转用小火炖至米烂成粥，再加少许盐和味精，搅匀即成。

2. **菊花粥** 菊花末 15 克，粳米 100 克。菊花摘去蒂，上笼蒸透后，取出晒干或阴干，然后磨成细末，备用。粳米淘净放入锅内，加清水适量，用大火烧沸后，转用小火煮至五成熟，再加菊花细末，继续用小火煮至米烂成粥。每天 2 次，晚餐食用。

3. **绿豆海带粥** 绿豆、海带各 100 克，大米适量。将海带切碎与其他两味同煮成粥。可长期当晚餐食用。

4. **荷叶粥** 新鲜荷叶 1 张，粳米 100 克，冰糖少许。将鲜荷叶洗净煎汤，再用荷叶汤同粳米、冰糖煮粥。早晚餐温热食。

5. **醋泡花生米** 将生花生米浸泡于醋中，5 天后食用，每天早上吃 10 ~ 15 粒，有降压、止血及降低胆固醇作用。

6. **糖醋蒜** 每天吃糖、醋浸泡 1 个月以上的大蒜瓣若干，可辅助降压。

7. **何首乌大枣粥** 何首乌 60 克，加水煎浓汁，去渣后加粳米 100 克、大枣3~5枚、冰糖适量，同煮为粥，早晚食之，有补肝肾、益精血、乌发、降血压之功效。

第四节

血脂异常——无声"杀手"

一、为什么说血脂异常是人类健康的无声"杀手"

血脂异常是最主要的心脑血管疾病风险因素，大多数人并无症状，常在体检抽血化验发现，一旦发病可能会造成伤残或死亡，故称为人类健康的无声"杀手"。因此，关爱自己、关心高血脂、希望享受健康人生的你千万不要忽略生命中的这位无声"杀手"。

二、血脂是什么

血脂是人体内必备的物质之一，那么它怎么成了健康杀手呢？原来，这小小的血脂颗粒一旦穿过血管内皮细胞，到达不该到达的地方——血管壁，沉积下来，就导致血管壁增厚，发生粥样改变，这样就可能会对人体造成极大危害，因为粥样动脉硬化恰恰是我们所熟知的众多致死、致残疾病的"制造者"。这种情况如果发生在心脏，就引起冠心病；如果发生在脑，就会出现脑中风；如果堵塞眼底血管，就导致视力下降、失明；如果发生在肾脏，就会引起肾动脉硬化、肾衰竭；如果发生在下肢，会出现肢体坏死、溃烂等。此外，高血脂还可引发高血压，诱发胆结石、胰腺炎，加重肝炎，导致男性性功能障碍、老年痴呆等疾病。最新研究还提示高血脂可能与癌症的发病有关。

三、 血脂有哪些"成员"

血脂是血浆中脂类的统称，包括胆固醇、三酰甘油及磷脂等。其中胆固醇包括低密度脂蛋白胆固醇（俗称"坏胆固醇"）和高密度脂蛋白胆固醇（俗称"好胆固醇"）。

"坏胆固醇"危害大，因为它会在血管里形成动脉粥样硬化斑块。随着斑块不断增大，动脉逐渐狭窄甚至阻塞，引起心绞痛、心肌缺血、脑梗死、脑软化。更可怕的是，这些斑块就像"不定时炸弹"，会在没有任何先兆时破裂，迅速堵塞血管，引发急性心肌梗死甚至猝死。

四、"血脂异常" 的原因是什么

血脂尤其是血清胆固醇浓度除受遗传、性别、年龄等不易改变的因素影响外，还与饮食、环境等因素有关，其中饮食因素是首要的。导致血脂异常的重要原因是生活条件的改善。我国人民的生活方式在近些年发生了很大的改变，人们以前以吃菜为主，现在有条件吃猪肉和动物内脏，这些东西含胆固醇较高，高胆固醇的食物吃多了，问题就来了。如今二三十岁得冠心病的人在医院已经见怪不怪了。

五、 认识血脂疾病中的四大误区

误区一： 高血脂就是血中脂肪多了一点

对高血脂人们还存在着一些误解，认为高血脂只是血中的脂肪多了一点，没什么关系。而事实上，高血脂并不是一种"不要紧"的疾病，而是一种严重影响健康，可以致残、致死的疾病。科学研究表明，高血脂是导致动脉粥样硬化的元凶，而动脉硬化是导致心脑血管疾病（心绞痛、心肌梗死、偏瘫）最主要的罪魁祸首。全世界每年有 1 500 万人死于心脑血管疾病，远远高于癌症死亡人数，占死亡原因的第一位。在我国，心脑血管疾病的死亡率高达总死亡率的50%。

误区二：　有感觉的才叫病

其实现在的众多疾病已经开始让公众认识到，没有感觉并不代表就没有病，有些病是感觉不到的，恰恰是这些病潜在的危害才大。血脂疾病也是这样一种无声的疾病。高血脂在我们青年时代就开始侵蚀血管，但可能没有任何感觉，到了中老年，其严重后果就会显现出来。

误区三：　血脂正常后靠食疗即可

不少病人认为，血脂降到目标值后就不需要再进行治疗，或者只需食疗就可以了，但事实并非如此。专家介绍，当血脂降到接近期望水平时，应适当减少用药剂量，而不应立即完全停药，因为血脂异常除有外界原因如饮食、运动等外，还有自身代谢、遗传等原因，它们在体内长期影响着血脂。任何一种调脂药物都无法达到"一劳永逸"的效果，一旦停药，血脂往往又恢复至治疗前水平。长期坚持服药，近期看到的是血脂指标的改善，远期受益的将是心脑血管疾病发生率、死亡率的大幅度降低，所以长期服药是有道理的。

误区四：　化验单上的正常＝安全

许多人拿到血液化验单后，看到自己的指标在参考范围内，便认为自己一切正常无需治疗。其实这是误区，因为对于那些患有糖尿病、冠心病的人来说，他们的血脂应该控制得比化验单上所显示的正常数值更低，这才是比较安全的。化验单上所列的血脂参考值仅供参考，并不适用于每一个人，因为每个人的正常值会因其自身所具有的危险因素不同而不同。例如，一个吸烟且家族中有早发冠心病病史的人，其血脂正常值的上限就要低于不具有这些危险因素的人。因此，拿到化验单后，正确的做法是到正规医院看医生。

六、　哪些人需要去检查血脂

《中国成人血脂异常防治指南》指出，血脂检查的重点对象包括：①已有冠心病、脑血管病或周围动脉粥样硬化病者；②有高血压、糖尿病者，肥胖、吸烟者；③有冠心病或动脉粥样硬化家族史者，尤其是直系亲属中有早发冠心病或其他动脉粥样硬化性疾病者；④有皮肤黄色瘤者；⑤有家族性高脂血症者。如有条件，建议 40 岁以上男性和绝经后女性每年均应进行血脂检查。

七、 如发现自己血脂异常， 通常采取哪些措施比较科学

饮食疗法是治疗血脂异常的基础。当必须增加药物治疗时，饮食疗法仍然是长期需要坚持采取的治疗措施。另外，改变生活方式如加强运动锻炼、戒烟等，也具有重要的作用。如果在调整饮食及改善生活方式几个月后疗效不佳，或已有冠心病和周围动脉粥样硬化的病人，应给予药物治疗。

八、 高血脂病人应如何饮食

1. 控制总热量 主食每天 200 克（女）或 300 克（男），以全麦面包、燕麦、糙米、马铃薯、南瓜为佳，少吃点心，不吃油炸食品。

2. 减少饱和脂肪酸的摄入 少吃肥肉，每人每天烹调用油少于 25 克。

3. 增加不饱和脂肪酸的摄入 每周吃 2 次鱼，用橄榄油或茶籽油代替其他烹调用油。

4. 控制胆固醇的摄入 不吃动物内脏，蛋黄每周不超过 2 个，建议用脱脂奶代替全脂奶。

5. 多饮水 血液浓缩，血液黏度增高，血流速度减慢，可促使血小板在局部沉积，易形成血栓。多饮水有利于冲淡血液，缓解血液黏稠的程度，保持体内血液循环顺畅。

6. 多吃新鲜蔬菜和水果 蔬菜和水果除含有大量水分外，还含有丰富的维生素 C 及粗纤维。维生素 C 具有降血脂作用，粗纤维在肠道可阻止胆固醇的吸收，有利于降低血液黏稠度。山楂、苹果、梨、猕猴桃、柑

橘等均有一定的降脂作用。

7. 多吃大豆食品　大豆含有丰富的卵磷脂,有利于脂类透过血管壁为组织所利用,可使血液中的胆固醇下降,改善血液的黏稠度,避免胆固醇在血管内沉着,有利于防治高黏血症及高脂血症。

8. 多吃清淡的食物　以素食为主,粗细粮搭配,少吃动物内脏、动物脂肪及甜食。另外,还应合理调剂饮食,如晚餐不宜多食荤腥味厚的食物;少吃甜食,以免血液中的三酰甘油升高,血液黏稠度升高,促使病变加快。

9. 进食具有降脂作用的食品　如豆制品、大蒜、洋葱、黑木耳、海带、山楂等。

九、 未病先防——中医防治高血脂

1. 合理的膳食结构　高脂血症的饮食原则是"四低一高",即低热量、低脂肪、低胆固醇、低糖、高纤维膳食。

2. 科学的生活方式　高血脂的防治还应注意,生活方式要有规律性,适当参加体育运动和文娱活动,不吸烟、不酗酒、避免精神紧张,并保持良好的心态。

3. 定期体检　45 岁以上者、肥胖者、有高脂血症家族史者、经常参加应酬者、精神高度紧张者,都属于高发人群,建议每年应检查一次血脂。

十、 中医认识高血脂

中医古文献无"血脂"之名称,在《黄帝内经》中有"脂者""油脂""脂膜"等记载。临床上一般认为高脂血症属于"浊阻""痰湿""肥胖""湿热""血瘀"等范畴。高脂血症中医病机是在脏腑之气虚衰基础上,饮食不节,嗜食肥甘,好坐好静,七情劳伤等形成正虚邪实证。治疗以健脾理湿为主要原则,有热者清热,有火者通泻退火,有瘀者活血化瘀，有痰者祛痰。本病虽有虚证，但不宜大补、久补，而以补通共用为主。不少高脂蛋白血症病人无症状，宜辨病论治。临床研究证明，许多中药都具有降低血脂的作用，如决明子、泽泻、何首乌、蒲黄、山楂、大黄、红花、银杏叶、虎杖、月见草、茵陈、麦芽等。

第五节

脂肪肝——应酬那么多，肝可受不了

随着人们健康意识的增强，每年一次体检正在成为"时尚"，而脂肪肝似乎成了许多年轻人、中年人体检单上的"常客"。为什么脂肪肝的发生率这么高呢？原因很多，但是随着生活水平的改善和生活方式的改变、"应酬"成为家常便饭之后，脂肪肝自然而然就不请自来了。

一、什么是脂肪肝

脂肪肝是指脂肪（主要是三酰甘油）在肝脏过度沉积的临床病理综合征，其临床表现轻者无症状，重者病情凶猛，是目前仅次于病毒性肝炎的第二大肝病。

正常人的肝内总脂肪量约占肝重的5%，内含磷脂、三酰甘油、脂肪酸、胆固醇及胆固醇酯。当肝内总脂肪量超过30%时，用B超才能检查出来，确诊为脂肪肝。

脂肪肝的病理进程一般分为：早期——单纯性脂肪肝、中期——脂肪性肝炎、晚期——脂肪性肝硬化，严重影响肝功能，甚至发生癌变，因此危害极大。临床上脂肪肝主要分为酒精性脂肪肝和非酒精性脂肪肝。一般而言，脂肪肝属可逆性疾病，早发现、早治疗是治愈的关键。

二、 哪些人易患脂肪肝

比普通人群更易发生脂肪肝的群体，存在脂肪肝发病的很多危险因素，被称为脂肪肝高危人群。在某些职业人群（白领、出租车司机、职业经理人、个体业主、政府官员、高级知识分子等）中，脂肪肝的平均发病率为25％；肥胖人群与2型糖尿病病人中，脂肪肝的发病率为50％；嗜酒和酗酒者，脂肪肝的发病率为58％；在经常失眠、疲劳、不思茶饭、胃肠功能失调的亚健康人群中，脂肪肝的发病率约为60％。近年来脂肪肝人群的年龄也不断下降，平均年龄只有40岁，30岁左右的病人也越来越多，尤其是有肥胖症、高脂肪饮食者、少动者、慢性肝病病人和有脂肪肝家族史的个体。

此外，某些工业毒物，如黄磷、砷、铅、铜、汞、苯、四氯化碳等也可导致脂肪肝。妊娠、遗传或精神、心理及社会因素，如多坐、少活动，生活懒散等也与脂肪肝的发生有关系。

三、 如何早期发现脂肪肝

作为一种常见的弥漫性肝病，脂肪肝如能及时诊治可使其逆转；反之，部分病人可发展为脂肪性肝炎甚至肝硬化。因此，早期诊治对阻止脂肪肝进展和改善预后十分重要。那么该如何早期诊治呢？

1. 警惕脂肪肝症状 脂肪肝的临床表现多样，没有特异性。

轻度脂肪肝病人多无自觉症状，或仅有轻度的疲乏；中重度脂肪肝病人有类似于慢性肝炎的表现，可有食欲不振、疲倦乏力、恶心、呕吐、体重减轻、肝区或右上腹隐痛等。由于病人转氨酶常有持续或反复升高，又有肝大，易误诊为肝炎，应特别注意鉴别。检查时75％的病人有轻度肝大，少数病人可出现脾大、蜘蛛痣和肝掌。此外，脂肪肝病病人也常有舌炎、口角炎、皮肤瘀斑、四肢麻木、四肢感觉异常等末梢神经炎的改变。

2. 定期检查脂肪肝　主要采用 B 超和 CT 诊断脂肪肝。定期（每年 1~2 次）给脂肪肝高危人群做肝脏 B 超检查是早期发现脂肪肝的最佳方法。

一旦发现有上述相关症状或 B 超和 CT 检查提示有脂肪肝时，一定要及时到医院消化科就诊，明确诊断，及早发现、及早治疗，将脂肪肝的危害减到最低。

四、 如何防治脂肪肝

第一，找出病因，有的放矢地采取措施。例如，长期大量饮酒者应戒酒；营养过剩、肥胖者应严格控制饮食等。总之，去除病因才有利于治愈脂肪肝。

第二，调整饮食结构，提倡高蛋白质、高维生素、低糖、低脂肪饮食。

第三，适当增加运动，促进体内脂肪消耗。每天跑步，每小时至少跑 6 千米才能达到减肥效果。仰卧起坐或健身器械锻炼都是很有益的。此外，心情开朗、不暴怒、少气恼、注意劳逸结合等也是相当重要的。

第四，药物辅助治疗，但到目前为止，西药尚无防治脂肪肝的有效药物，以中药长期调理性的治疗效果最好，具体药物应在医生指导下正确选用，切不可滥用。

脂肪肝并不可怕，早期发现积极治疗，一般都能痊愈，且不留后遗症。值得指出的是，脂肪肝的预防工作应从儿童做起，尤其是独生子女，想吃什么就给什么，活动又少，一旦变成"小胖墩"，恐怕就有脂肪肝了。

五、 脂肪肝的预防保健

脂肪肝治疗的关键是减轻体重，重点在控制饮食，同时要加强体育锻炼，经常进行户外活动。

（一） 脂肪肝的饮食疗法

1. **吃多少要算着来** 合理控制每天热量的摄入量是治疗脂肪肝的首要原则。

2. **怎么吃有讲究** 在总热量一定的情况下，高蛋白、适量碳水化合物和脂肪一样都不能少，但要以合理分配为原则。

3. **其他东西也要吃** 脂肪肝病人饮食不宜过分精细，主食应粗细杂粮搭配，多食蔬菜、水果和菌藻类，以保证足量膳食纤维的摄入。

4. **喝水要得法** 对于肥胖性脂肪肝病人来说，每天摄入适量的水有助于肾脏功能的正常发挥及减轻体重、促进肝内脂肪代谢。我们建议每天饮水量在 2 000 毫升左右。

5. **吃的习惯要调整** 脂肪肝病人应建立良好的饮食习惯，一日三餐要有规律。

6. **防治脂肪肝的食物** 首选对肝脏没有毒性的药食兼用食品，如山楂、制何首乌、雪莲果等；其次是燕麦、小米等粗粮；还有黑芝麻、黑木耳、海带、发菜、菜花、玉米、大蒜、苹果、牛奶、洋葱、甘薯、胡萝卜、无花果等。

（二） 脂肪肝的运动疗法

"脂肪肝是吃出来的，多动动、少吃吃，自然会好"，这个粗浅的概念似乎人人都懂。于是一些误区也随之出现。例如，"我每天动个不停，家务全是我做的""平时我没空，逢节假日我会去健身中心锻炼半天""我每天工作量很大，已经够我消耗的了，不必再做其他运动"，等等。其实，合适的运动治疗方案要由专业医师根据病人的具体情况来制订。在运动的方法、时间、强度、频率和运动量等各方面做出具体量化指标，然后再对病人的适应性和疗效进行阶段性评估，不断调整、不断完善。

要注意运动治疗脂肪肝的三大关键。

1. **哪些项目适合你** 以锻炼全身体力和耐力为目标的全身性低强度

的动态运动即有氧运动为主，如慢跑、中快速步行（115～125步/分）、骑自行车、上下楼梯、爬坡、打羽毛球、踢毽子、拍皮球、跳舞、做广播体操、跳绳和游泳等。以有氧代谢为特征的动态运动对脂肪肝病人降脂减肥、促进肝内脂肪消退的效果较好。

2. 你要锻炼多久　用"强度×时间"表示运动量来看，强度高的运动持续时间比较短，如果强度低，则持续时间就要长。锻炼时运动量要渐增，并做到有恒、有序和有度，每次锻炼时必须完成规定的运动指标。

3. 运动可别过量　脂肪肝病人应根据运动后的劳累程度和脉搏选择适当的运动量，以运动时脉搏加快，运动后疲劳感于10～20分钟消失为宜。锻炼过程中如果出现呼吸困难、面色苍白、恶心呕吐等情况，应立即停止运动，必要时采取相应的处理。

第六节

便秘——不可小觑的健康问题

现在中国很多城市都为日渐拥堵的交通而发愁，如果食物的残渣在大肠内发生了"塞车"就形成了我们常说的"便秘"。确切地说，便秘不是一种病，而是排便次数明显减少，每2～3天或更长时间排便一次，粪质干硬，常伴有排便困难感的病理现象。为什么会出现便秘呢？

一、 便秘的分类、 原因及对策

（一） 无力性便秘

日常生活中我们经常会看到这种情况：马路上有一辆汽车"抛锚了"，很快后面就堵了一大串，如果结肠蠕动功能减弱或丧失，同样会引起大便在肠内的堆积，导致便秘，这种便秘称为无力性便秘。解决的方法就是要增加肠蠕动，开始主要以饮食调整为主。

1. **多食含食物纤维多的食物**　多供给含食物纤维多的食物如粗粮、带皮水果、新鲜蔬菜等，刺激肠并促进胃肠蠕动，增强排便能力。

2. **多饮水**　多饮水或饮料，使肠保持有足够的水分，有利于粪便排出。

3. **供给 B 族维生素**　多食用含 B 族维生素丰富的食物如粗粮、酵母、豆类及其制品等，可促进消化液分泌，维持和促进肠蠕动，有利于排便。

4. **多食产气食物**　多选食易产气的食物，可促进肠蠕动，有利于排便。可选用洋葱、萝卜、蒜苗等。

5. **高脂肪饮食**　适当增加高脂肪食物。植物油能直接润肠，且分解产物脂肪酸有刺激肠蠕动作用。可选用花生、芝麻、核桃，以及花生油、芝麻油、豆油等，每天脂肪总量可达 100 克。

6. **生活禁忌**　禁忌烟酒及辛辣食物等，因为这些食物对通便不利。

（二） 痉挛性便秘

如果一条四车道的马路在车辆正常通行时突然变成了单车道，结果往往是车辆很快就排成了一条长龙。当某种原因引起结肠运动过于剧烈时，就会造成结肠痉挛，使肠腔过于狭窄，以致大便无法通过而引起便秘，这种便秘称为痉挛性便秘。其主要是由情绪上的不安所引起的，要治疗这种便秘，最主要的是要稳定病人的情绪，消除病人精神上的压力和紧张感。光靠服通便剂是解决不了问题的。痉挛性便秘是因大肠的功能异常高昂所致，与弛缓性便秘相反，必须摄取不刺激大肠的食物，可参考以下方法。

1. 吃无粗纤维低渣饮食　先食低渣半流质饮食，后改为低渣软饭。禁食蔬菜及水果。

2. 适当增加脂肪摄入　脂肪有润肠作用，脂肪酸可促进肠蠕动，有利于排便。但不宜过多，每天应少于100克。

3. 多饮水　多饮水或饮料，保持肠内粪便湿润，有利于通便，如早晨饮蜂蜜水等。

4. 禁食刺激性食物　禁止饮用烈酒、浓茶、咖啡及食用辣椒、咖喱等刺激性食物。

（三）　梗阻性便秘

梗阻性便秘多属于器质性便秘，它是由于肠内或肠外的机械性梗阻，使肠内容物运行障碍所致，相当于马路出现了塌方、泥石流致使车辆拥堵。肠内梗阻常见于结肠癌、增殖型肠结核、不完全性肠套叠、肠扭转或结肠狭窄及其他原因所致的肠道梗阻。肠外压迫性梗阻常见于手术后肠粘连、结核性腹膜炎（粘连型）、妊娠等。此种便秘大多起病后会伴有其他症状。若为器质性病变所引起，应首先治疗疾病，去除病因，如直肠癌、结肠癌等。若为不完全性梗阻所致，可考虑给予清淡的流质饮食。饮食仅限于提供部分热能，并最大限度地减少食物残渣，通常以胃肠外营养作为供给热能和营养素的主要方式。

二、　便秘的预防

（一）　日常预防

因为粪便主要是由食物消化后的残渣构成的，所以通过饮食调节来防治大便秘结是简单易行的方法。首先要注意饮食的量，只有足够的量，才足以刺激肠蠕动，使粪便正常通行和排出体外。特别是早饭要吃饱。足量饮水，使肠道得到充足的水分可利于肠内容物的通过。另外，可有意多食含脂肪多的食物，如核桃仁、花生米、芝麻、菜籽油、花生油等，它们都有良好的通便作用。

另外，日常预防便秘还应注意以下几方面。

（1）饮食中必须有适量的纤维素。

（2）每天要吃一定量的蔬菜和水果。早晚空腹吃 1 个苹果或每餐前吃 1～3 根香蕉。

（3）主食不要过于精细，要适当吃些粗粮。

（4）晨起空腹饮一杯淡盐水或蜂蜜水，配合腹部按摩或转腰，让水在肠胃内振动，以加强通便作用。全天都应多饮凉开水以助润肠通便。

（5）保持心情舒畅，生活要有规律。

（二） 养成良好的排便习惯

每个人都有各种习惯，排便也不例外，到一定的时间就要排便，如果经常拖延排便时间，破坏良好的排便习惯，就会使排便反射减弱，引起便秘，所以不要人为地控制排便感。经常容易发生便秘者一定要注意把排便安排在合理时间，每到时间就去上厕所，养成良好的排便习惯。

（三） 积极锻炼身体

每天进行适当规律的运动，可有效防治便秘。比如快走、慢跑、游泳、登山等有氧运动，是便秘病人的最佳选择。但若条件不允许，多走路或做些简单体操也有助于刺激肠胃蠕动。每天早上起床后，可先做 5 分钟甩手、弯腰、屈膝的体操，以促进便意；上班坐在办公室，可做些伸展体操；回家洗澡时，可在浴缸内做 1～2 分钟的扭腰运动；睡觉前则可平躺于地板上，做些仰卧起坐、抬身挺腰、屈膝压腹的运动。

（四） 及时治疗有关疾病

有关疾病的治疗对预防便秘亦有一定的作用，如过敏性结肠炎、大肠憩室炎、结肠肿瘤、结肠狭窄、甲状腺功能低下、糖尿病、子宫肌瘤，以及铅、汞等金属中毒。

三、 便秘的饮食疗法

便秘时肠道中代谢物、细菌等有害物质不能及时排出，常可引起冠心病、高血压、哮喘、乏力、口苦、易怒等症状。以下列举便秘饮食疗法若干，以供参考。

（1）香蕉 1～2 根，涂上蜂蜜，每天早晨空腹食用，然后喝温开水 200～300 毫升。

（2）马铃薯 250 克，捣烂后挤汁，加入蜂蜜适量，每天早晨空腹服用。

（3）决明子、肉苁蓉各 10 克，炒熟研末，用沸水冲泡，加蜂蜜适量，代茶频饮。

（4）猪血 200 克，洗净切块，菠菜 250 克，加水 500 毫升煮熟，加入调料，分 1～2 次服用。

（5）核桃仁、黑芝麻各 30 克，共捣如泥，开水冲服，每天 1 次，空腹服用。

第七节

十人九痔，你会是幸运的那一个吗

据有关普查资料显示，肛肠疾病的发病率为 59.1%，痔疮占所有肛肠疾病的 87.25%，而其中又以内痔最为常见，占所有肛肠疾病的 52.19%。男女均可得病，女性的发病率为 67%，男性的发病率为 53.9%。任何年龄的人都可发病，其中 20～40 岁的人较为多见，并随着年龄的增长而逐渐加重，故有"十人九痔"之说。

一、 了解痔疮的"前生今世"

痔疮是人体直肠末端黏膜下和肛管皮肤下静脉丛发生扩张和迂曲形成的柔软静脉团。多见于经常站立者和久坐者。痔疮包括内痔、外痔、混合痔。通常排便时持续用力,造成此处静脉内压力反复升高,静脉就会肿大。妇女在妊娠期,由于盆腔静脉受压迫,妨碍血液循环,常会发生痔疮,许多肥胖的人也会患痔疮。患痔疮时肛门内肿大扭曲的静脉壁变得很薄,因此排便时极易破裂出血。

不少病人在就诊时痔疮已经发展到了晚期,错过了药物治疗的最佳时机而不得不进行手术治疗。此外,临床上常有直肠癌病人以为自己患的是痔疮而延误治疗。这往往是因为病人在出现早期症状时没有及时就诊或羞于治疗,休息后症状有所减轻就抛之脑后,结果却是适得其反。所以认识痔疮的早期症状,就显得尤为重要。

痔疮的早期症状有:①便血;②疼痛;③便时有物脱出;④肛门瘙痒;⑤坠胀不适;⑥流脓;⑦有分泌物;⑧便秘;⑨便频;⑩有异物感。因此,一旦出现以上"痔疮的十大早期症状",就应及时就医,请专业医生检查、诊断,以确定是否为痔疮或其他疾病。

二、 走出痔疮治疗的几个误区

误区一: 一次注射, 永不复发
内痔硬化注射疗法,有时可止血半年,但永不复发是不可能的。

误区二: 痔疮是常见病, 无需治疗
无需治疗的是没有明显症状的痔疮,而一旦有了出血、脱出、疼痛等症状却拖延不治,只能加重自身痛苦,给健康造成危害。

误区三: 痔疮会发生癌变
直肠癌的早期症状往往与痔疮相似,有时会导致直肠癌误诊,延误治疗时机,应引起注意。

误区四： 痔疮好复发， 手术也没用， 或痔疮手术可致大便失禁，拒绝手术

痔疮虽然是一种复发率较高的疾病，但手术绝对是重要的选择。有些痔疮症状严重，治疗困难，只有通过手术才能达到临床治愈，而且只要注意术后保健，便可防止复发。手术治疗痔疮，只有医生处理不当，手术时损伤肛门括约肌才会导致大便失禁，这属于手术后遗症范畴，千万不可"因噎废食"。

误区五： 隐私部位， 不让医生检查

有些人认为让医生检查隐私部位是件很害羞的事，于是能拖则拖，但是拖延时间越长，治疗难度越大。

三、 为什么动物不得痔疮——痔疮的预防

为什么动物不得痔疮？因为动物四肢着地，肛门的位置相对较高，人类发展到直立行走时肛门位置相对降低，由于重力作用，肛门周围血管承受的压力较大，再加上现代人习惯于久坐、久立，饮用烈酒，食辛辣食物，生活不规律等因素，都可能导致肛门周围血液流通不畅，血管曲张，形成肿块或血管团，即痔疮。所以，通过改变一些生活、饮食习惯，痔疮也是可以预防的。常见预防措施如下。

1. 加强锻炼　经常参加多种体育活动如做广播体操、打太极拳、练气功、踢毽子等，能够增强机体的抗病能力，减少疾病发生的可能，对于痔疮也有一定的预防作用。忌久坐，不运动会使腰、臀部的血液循环发生障碍，加重痔疮的病情；忌紧腰，紧束缚腰部会妨碍腹腔及肛门的血液回流，影响肠的正常蠕动，给排便带来痛苦。

2. 预防便秘　①合理调配饮食。这样既可以增加食欲，纠正便秘，改善胃肠功能，也可以养成定时排便的习惯。忌饮酒，饮酒可使痔静脉充血、扩张，痔核肿胀；忌辛辣，痔疮病人如果嗜食刺激性强的辛辣食物如辣椒、大蒜等，可促使痔疮充血，从而加剧疼痛；忌饱食，暴饮暴食、进

食过饱会加大痔疮的发病程度。②养成定时排便的习惯。健康人直肠内通常有粪便，晨起直立后就会引起排便反射。忌憋便，粪便在肠道里滞留的时间长了，水分被过多吸收便会干硬，造成病人排便困难、腹压增高、痔裂出血。

3. 保持肛门周围清洁，忌讳疾忌医　平时应经常用温水清洗肛门，保持肛门周围清洁。不能因为患病部位特殊而羞于就医，或者认为是小毛病而不予重视，以免导致病情加重，给尽快治愈带来难度。

四、 痔疮病人吃什么

患了痔疮吃什么，这是许多病人最关心的问题之一。其实，痔疮病人可食用的食物很多，也不乏美味食品，现列举如下。

（1）黑木耳5克，柿饼30克，将黑木耳泡发，柿饼切块，同加水煮烂，每天1～2次，有益气滋阴、祛瘀止血之功效，适用于痔疮出血。

（2）鲜荸荠500克，红糖90克，加水适量，煮沸1小时，饮汤，吃荸荠，每天1次，有清热养阴之功效，适用于内痔。

（3）黄鳝100克，去内脏切段，加调料水煮，食肉饮汤，有补中益气、清热解毒、祛风除湿之功效，适用于肠风下血。

（4）苍耳子15克，粳米100克，先煎苍耳子，去渣，后入米煮粥，空腹服用，有祛风消肿之功效，适用于痔疮下血，老人目暗不明等。

（5）猪血250克，鲜菠菜500克。将猪血切成厚块，菠菜切碎，放入调料少许，制成汤食用，每天或隔天1次。

第八节

消化性溃疡——长期压力致溃疡

俗话说，能吃就是福，不过可不是每个人都有福可以随意吃，很多中年人在工作紧张、压力大、生活不规律等期间会出现没胃口、胃痛、烧心，甚至消化道出血等，吃东西会觉得太酸、太甜、太辣等，口味重一点的食物都不能吃，这种现象就是精神压力等综合作用下导致的消化道疾病，消化性溃疡是其中的重要表现。

一、 什么是消化性溃疡

消化性溃疡主要指发生在胃和十二指肠的慢性溃疡，通俗地讲就是原本消化食物的胃酸（盐酸）和胃蛋白酶（酶的一种）却消化了自身的胃壁和十二指肠壁，造成黏膜组织损伤，这是引发消化性溃疡的主要原因。

二、 消化性溃疡是怎么形成的

目前认为消化性溃疡是一种多病因疾病。各种与发病有关的因素如胃酸、胃蛋白酶、感染、遗传、体质、环境、饮食、生活习惯、神经精神因素等，通过不同途径或机制，导致上述侵袭作用增强和（或）防护机制减弱，促进溃疡发生。

一般认为，胃黏膜之所以会出现溃疡，可能是因为保护黏膜的"防御因子"和伤害黏膜的"攻击因子"间力量失衡所致。调节防御因子和攻击因子间力量平衡的是自主神经。自主神经中枢位于下丘脑，会发出以胃液分泌为首的各种指令。健康人因为自主神经的正常运作维护了防御因子和攻击因子间的平衡，因此不会发生胃溃疡。但当身心承受强大压力时，自主神经就会受到影响，导致胃的调节功能出现障碍。这样一来，防御因子的作用就会削弱，结果导致攻击因子的力量增强，胃黏膜受损伤而出现溃疡。

胃酸分泌过多、幽门螺杆菌感染、胃黏膜保护屏障的破坏、遗传因素、药物因素、环境因素、精神因素等均能影响和促进溃疡的形成。

三、 消化性溃疡有什么样的症状

多数消化性溃疡病人具有典型临床表现，如慢性、周期性、节律性上腹痛，常因精神刺激、过度疲劳、饮食不慎、药物影响、气候变化等因素诱发或加重，可因休息、进食、服抗酸药、以手按压疼痛部位、呕吐等方法而减轻或缓解。

消化性溃疡病人还常出现胃灼热（烧心）、反胃、嗳酸、恶心、呕吐或打嗝等症状。呕血、血便等也是消化性溃疡常见的症状。病人食欲多保持正常，但偶可因食后疼痛发作而惧食，以致体重减轻。

消化性溃疡可通过 X 线钡餐、内镜检查帮助诊断。

四、 如何治疗消化性溃疡

治疗目的：①缓解症状；②促进愈合；③预防复发；④防止并发症。

治疗原则：胃溃疡应以手术为主。用药均以减少胃酸分泌为主要目的，主要药物有各种胃黏膜保护剂、胃酸分泌抑制剂、抗菌药物（清除幽门螺杆菌感染）等。

具体的治疗方法和药物的选择要在确诊溃疡后，到正规医院咨询消化专科医生来决定，切不可轻信一些广告或无根据的宣传而乱投医。

消化性溃疡的防治措施有三大方面。

（一） 预防常识

消化性溃疡病人要时刻注意防止胃黏膜的进一步损害，在生活上要注意防寒保暖，调整情绪，饮食上以软食为主，戒除烟酒，尽量避免使用解热镇痛药物（如阿司匹林）等损害胃黏膜的药物。具体应做到如下几点。

（1） 消化性溃疡的形成及发展与胃液中的胃酸和胃蛋白酶的消化作用有关，故切忌空腹上班和空腹就寝。

（2） 在短时间内（2~4周）使溃疡愈合达瘢痕期并不困难，关键是防止溃疡复发。溃疡反复发作危害更大。

（3） 应食营养丰富、易于消化的食物。

（4） 少食或不食油炸食物，忌食生冷、过硬、过热的食物。

（5） 应定时进餐，避免过饥或过饱。养成良好的饮食习惯，如充分咀嚼、不边说边吃、不蹲着吃饭等。

（6） 适当运动及保健。适当运动可使胃肠蠕动加快，促进食物的消化和营养成分的吸收，并能改善胃肠道的血液循环。

保健：①摩腹。在睡觉之前，躺在床上用两手按摩上下腹部，来回往返40~80次，可以帮助消化，促进胃肠蠕动，增加血液供应，具有良好的保健作用。②按足三里穴。中医讲"肚腹三里求"，足三里穴是调整消化功能的一个重要穴位，坚持每天按摩足三里穴10分钟，可改善肠胃功能。足三里穴位于膝关节外缘腓骨小头下端3横指处。

（7） 生活调理：①调整生活节律；②戒烟；③注意保暖，俗话说"十个胃病九个寒"，寒冷的刺激（包括气候、饮食等）常常是导致溃疡复发的一个重要诱因；④调整情绪。

（二） 运动原则

消化性溃疡病人采用运动疗法进行康复保健，应遵循以下基本原则：①因人而异，适度锻炼；②循序渐进，逐渐加大运动量；③选择适宜时间：消化性溃疡病人不宜在饭后进行剧烈运动，也不应在剧烈运动后立即进食；④全身运动，相互配合；⑤持之以恒，长期坚持。运动疗法对于消化性溃疡的康复保健具有一定的作用，但非一日之功，只有长期坚持，才能取得预期的效果。

（三）　**食疗方案**

饮食治疗对消化性溃疡病人是非常重要的，是重要的协助治疗手段之一。

1. 几款简单实用的药膳方

（1）开水冲鸡蛋：鸡蛋1枚，打入碗中，用筷子搅匀，用滚烫的开水冲熟后即可食用，每天1剂。现代医学认为，开水冲鸡蛋质地柔软，容易被胃消化吸收，可大大减轻胃的负担，有利于溃疡病灶愈合。蛋黄中含有卵磷脂，可在胃黏膜表面形成一层薄的疏水层，对胃黏膜有很强的保护作用和抵抗有害因子入侵的防御作用。

（2）鸡蛋三七炖：鸡蛋1枚，蜂蜜30毫升，三七粉3克。将鸡蛋打入碗中搅拌，加入三七粉拌匀，隔水炖熟再加蜂蜜调匀服食，每天1剂。三七止血抗炎；蜂蜜补中益气，健脾胃。此方可疏肝理气、和胃健脾，适用于上腹疼痛、呕吐，伴恶心、嗳气等。

（3）佛手扁薏粥：佛手10克，白扁豆、薏苡仁、山药各30克，猪肚汤及食盐适量。将佛手水煎取汁，去渣，纳入扁豆、薏苡仁、山药及猪肚汤，煮为稀粥，略放食盐调味服食，每天1剂。佛手芳香理气，健胃止呕；白扁豆健脾化湿，和中消暑，用于脾胃虚弱、食欲不振、胸闷腹胀；薏苡仁、山药健脾益胃；猪肚汤补虚损，健脾胃。此方适用于胃脘灼热疼痛、口干口苦、心烦易怒等。

（4）花生牛奶蜜：花生米50克，牛奶200克，蜂蜜30克。先将花生米用清水浸泡30分钟，取出捣烂；牛奶用锅煮沸，加入捣烂的花生米，再煮沸，取出晾凉，调入蜂蜜，即成。每天1剂，睡前食用。花生富含不饱和脂肪酸及卵磷脂，有益气补虚的作用；牛奶含丰富的蛋白质，能修补组织和增强免疫；蜂蜜补中益气。此方对胃溃疡有较好疗效。

2. 简单食物疗法

疗法一：鸡蛋壳焙黄研为细末，每次服 6 克，温水送服，主治胃溃疡。

疗法二：红茶 5 克，放入茶杯中加沸水冲泡 10 分钟，调入适量蜂蜜、红糖饮服，每天 1~2 次，主治胃、十二指肠溃疡。

疗法三：牛奶 250 克，煮沸调入蜂蜜 30 克，温热饮用，每天 1~2 次，主治胃、十二指肠溃疡及产后便秘。

疗法四：豆浆 1 碗，加饴糖 15 克，煮沸后晨起空腹服，主治胃、十二指肠溃疡。

疗法五：每天饭前食 1 根香蕉（以未成熟者为好），主治胃溃疡。

第九节

胃肠功能紊乱——心烦意乱胃肠乱

日常生活中，人们都会有这样的体验：当情绪紧张、闷闷不乐时，茶饭不思，常说没胃口，即便是吃了饭，也会感到胃部不适。有时胃部会隐隐作痛，有时还有头晕失眠等症状。这表明情绪的变化会直接影响人体各器官的功能，而表现最为敏感的就是胃肠。

一、 什么是胃肠功能紊乱

胃肠功能紊乱，又称胃肠神经症，是一组胃肠综合征的总称，是由精神因素引起的胃肠道功能障碍。经检查可以排除引起这些症状的器质性疾病，主要症状包括上腹痛、上腹灼热感、餐后饱胀和早饱之一种或多种，可同时存在上腹胀、嗳气、食欲不振、恶心、呕吐等。暗示或自我暗示是重要的发病因素。

二、 情绪为什么会影响胃肠功能

精神社会因素一直被认为与本病的发病有密切关系。调查表明，胃肠功能紊乱的病人存在个性异常，焦虑、抑郁积分显著高于健康组和十二指肠溃疡组。在这些病人生活中，特别是童年期应激事件的发生频率高于健康人和十二指肠溃疡病人。但精神因素的确切致病机制尚未阐明。

不良情绪可以通过大脑皮质导致下丘脑功能紊乱。下丘脑是一个与情绪有关的皮层下中枢，它可以通过自主神经系统影响胃肠道功能。例如，骤然的恐惧、紧张等情绪变化，使交感神经发放的冲动增加，胃幽门括约肌紧缩，胃内容物无法排出，刺激消化道反射性地痉挛，再加上内脏血管收缩，供血不足，即可导致腹部疼痛。而长时间的焦虑紧张则可提高副交感神经的兴奋性，使胃肠道蠕动加快、胃液分泌增加，引起肠鸣、腹痛、腹泻等。

因此，具有消化系统疾病，如比较常见的消化不良、胃炎、溃疡病、急性胃肠炎、便秘病人，饮食习惯不规律者，以及成年女性、脑力劳动者、性格内向者、常处于神经过敏状态的人等胃肠功能紊乱易感人群，如果存在精神心理因素就容易发生胃肠功能紊乱。

在现代生活中，快节奏和各种竞争使不少人情绪不稳定。因此，已患胃肠疾病的朋友，要善于控制情绪，建立良好的生活习惯，处事豁达大度，不钻牛角尖，这样才能有助于恢复正常的胃肠功能。

三、 胃肠功能紊乱有哪些表现

临床表现以胃肠道症状为主，多伴有气短、胸闷、面红、失眠、焦虑、注意力涣散、健忘、神经过敏、手足多汗等自主神经不平衡的表现。

可以有反复发作的连续性嗳气，咽部异物感，两肋和胃脘部胀闷、窜痛，胃内无以言状的不适感，无饥饿感，或时而食欲旺盛，时而无食欲，胃内上冲上逆，打嗝，口干，口苦，胸闷，喜欢出长气，反酸，嗳气，厌食，恶心，呕吐，剑突下灼热感，食后饱胀，上腹不适或疼痛，神经性厌食，肠易激惹综合征（腹痛、腹胀、肠鸣、腹泻和便秘、左下腹痛，每遇情绪变化则症状加重）。可伴有癔病的色彩，如夸张、做作、易受暗示、突然发作，间歇期完全正常。

根据不同情况采取 X 线、内镜检查、胃液分析及粪便化验等手段，可以排除肝、胆、胰等腹腔脏器病变。

四、 如何治疗胃肠功能紊乱

胃肠功能紊乱治疗的重点不在于药物，而在于日常的饮食生活。只有通过精神调适和改变行为等方式，才能从根本上调整胃肠功能紊乱。

本病在传统治疗上以饮食疗法、营养支持疗法、镇静安眠、缓痉止痛等综合治疗为主，重点是采用心理治疗等综合性治疗。须在医生指导下进行。

中医认为，胃肠功能紊乱多属肝胃不和、脾胃不和或肝脾不和。治疗时要根据症状及脉象进行辨证论治。例如，神经性呕吐可用小半夏加茯苓汤加减，神经性嗳气用旋覆代赭汤加减，情绪性腹泻可选用止泻药方或附子理中汤合四神丸加减。建议病人到正规中医院消化科进行诊治。

五、 怎么预防胃肠功能紊乱

首先，要重视心理卫生，解除心理障碍，调整脏器功能。

其次，注意饮食卫生，吃饭时一定要细嚼慢咽，使食物在口腔内得到充分的磨切，并与唾液充分混合，使食物更易于消化，减轻胃的负担。尽量少吃刺激性食品，更不能饮酒和吸烟。

再次，适当参加体育锻炼和娱乐活动。学会幽默，减少心理上的挫折感，求得内心的安宁，增加愉快生活的体验。

最后，生活起居应有规律，少熬夜，不过分消耗体力、精力，主动适应社会及周围环境，注意季节气候变化及人际关系等因素对机体的不良影响，避免胃肠功能紊乱的发生或发展。

第十节

睡眠呼吸暂停综合征
——别小瞧打鼾这个"睡眠杀手"

近期身体过度疲劳或夜晚过量饮酒、大量吸烟后，特别是在仰卧位睡眠时容易发生一过性轻度的睡眠打鼾。这类打鼾一般对身体健康没有损害，也不需要治疗。但有许多体型肥胖者睡眠时鼾声如雷，并常常出现睡眠中呼吸停止、憋气现象，而且自我感觉每天困乏，晨起口干、头痛，体重不断增加，夜尿增多等，逐渐出现身体其他方面的问题，这就可能是患上了睡眠呼吸暂停综合征，对身体健康有严重的危害，是一种具有潜在致死性的疾病，应该尽早进行诊断和治疗。

一、 什么是睡眠呼吸暂停综合征

睡眠呼吸暂停综合征是较常见的呼吸道疾病，其特征是在夜间睡眠中反复发生上呼吸道完全和（或）不完全阻塞，导致睡眠呼吸暂停，伴有间断低氧血症或高碳酸血症，以及缺氧、鼾声、白天嗜睡等症状的一种较复杂的疾病。本病好发于肥胖者和中老年人。上呼吸道任何一个部位的阻塞性病变都可导致本病发生。本病不仅会导致睡眠打鼾和日间极度嗜睡，还由于低通气或呼吸暂停等导致心肺和其他重要生命器官并发症，甚至发生猝死。

目前国际上多数学者认为其定义是：睡眠时口鼻气流停止≥10秒，每小时呼吸暂停加低通气5次以上（睡眠呼吸紊乱指数>5），或每晚7小时睡眠呼吸暂停加低通气达30次以上者。

二、 为什么会患睡眠呼吸暂停综合征

睡眠呼吸暂停综合征的直接发病机制是上呼吸道的狭窄和阻塞，以及呼吸中枢神经调节因素障碍。

1. 上呼吸道狭窄或堵塞　上呼吸道的任何解剖部位的狭窄或者堵塞，都可以导致阻塞性睡眠呼吸暂停。从解剖学方面来看，喉上方有三个地方容易发生狭窄和阻塞，即鼻和鼻咽、口咽和软腭、舌根部。临床所见，鼻中隔偏曲、鼻息肉、肥厚性鼻炎、鼻腔肿瘤、腺样体肥大、鼻咽部闭锁或狭窄、鼻咽肿瘤、扁桃体肥大、悬雍垂过长、咽肌瘫痪、舌体肥大、颌骨畸形、咽软骨软化等情况，均可引起打鼾。

2. 肥胖　肥胖者舌体肥厚，软腭、悬雍垂和咽壁有过多的脂肪沉积，容易导致呼吸道堵塞。肥胖者肺的体积明显减小，从而产生肥胖性肺换气不足综合征。

3. 内分泌紊乱　如肢端肥大引起舌体增大等情况。

4. 其他　老年期组织松弛，肌肉张力减退，导致咽喉壁松弛、塌陷，引起打鼾。

三、 睡眠呼吸暂停综合征的临床表现及危害

（一）　临床表现

临床表现主要来自上呼吸道狭窄、阻塞和由此造成的血氧饱和度下降。

（1）打鼾。音量大，十分响亮；鼾音不规则，时而间断，此时为呼

吸暂停期。

（2）日间极度嗜睡。病人表现为日间发生困倦或嗜睡感，可立即入睡，无法控制。

（3）睡眠中呼吸暂停发生异常行为和症状。病人常常惊醒，甚至突然坐起，大汗淋漓，有濒死感。在睡眠中常发生类似拍击样震颤样四肢运动以及梦游症等。

（4）夜间遗尿症。

（5）头痛。

（6）性格变化。包括急躁、压抑、精神错乱、幻觉、极度敏感、敌视、好动，易发生行为失当、嫉妒、猜疑、焦虑沮丧、智力和记忆力减退及性功能障碍等，严重者可伴发心血管系统和其他重要生命器官的疾病表现。

所以，一般通过上述典型表现，结合睡眠呼吸监测，可以明确诊断本病，同时可以判断其严重程度。

（二）　危害

（1）影响高血压、冠心病，可引起或加重心脏病病人的心力衰竭，可引起各种心律失常，并且是引起病人猝死的主要原因。

（2）对肾脏的损害。可以合并蛋白尿或肾病综合征，其临床表现为夜尿增多和浮肿，严重者可出现肾功能不全的一系列表现。

（3）对神经系统的影响。血氧饱和度降低，可导致睡眠效率降低，可有入睡前幻觉、无意识行为，入睡后肢体抽搐、痉挛等。由缺氧和循环障碍引起的脑损害可造成智力减退、记忆力下降和性格改变等。

（4）影响认知功能，引起精神障碍。

（5）对血液系统、内分泌系统、性功能等均有影响。

四、 睡眠呼吸暂停综合征的治疗

（1）改善生活方式：如戒烟酒，肥胖者应该运动减肥和控制饮食等。

（2）借助无创呼吸机进行经鼻持续气道正压呼吸。

（3）各种矫治器。睡眠时佩戴专用矫治器可以抬高软腭，牵引舌主动或被动前移，以及下颌前移，达到扩大口咽及下咽部、改善呼吸的目的，是治疗鼾症的主要手段或睡眠呼吸暂停综合征非外科治疗的重要辅助手段之一，但对重症病人无效。

（4）吸氧及各种药物治疗。

（5）如果打鼾是由于某些地方"长"得不对，可以用相关的手术方法解决。手术是治疗的基本方法，目的在于减轻和消除呼吸道阻塞，防止呼吸道软组织塌陷。

具体治疗方法的选择应该咨询呼吸科专科医生，切勿病急乱投医。

五、 睡眠呼吸暂停综合征的预防保健

个人行为可改善病情。如患有此病，可采取一些方法来改善打鼾或睡眠中的呼吸暂停的症状。

1. 侧卧位睡眠　可防止咽部组织和舌后附属组织堵塞气道。

2. 避免饮酒和服用某些药物　酒精和一些药物如镇静剂、安眠药及抗组胺药等都会使呼吸变浅变慢，使咽部肌肉松弛，从而加重打鼾和呼吸暂停。

3. 定期锻炼、减轻体重　肥胖会使打鼾加剧。事实上，睡眠呼吸暂停多发生在肥胖人群中。病人应根据医生的建议制订减肥计划。

4. 保持鼻部通畅　对患有过敏、鼻息肉或其他造成鼻腔堵塞的疾病进行治疗，有助于打鼾和睡眠呼吸暂停的改善。

5. 戒烟　吸烟会刺激鼻腔，使已经阻塞的鼻腔和呼吸道变得更加糟糕。

第十一节

糖尿病——甜蜜的"杀手"

在众多的疾病中,糖尿病被称为"甜蜜的杀手",这是因为一方面它以血糖升高为主要症状,另一方面它与人们的生活状态密切相关——沉浸在甜蜜生活中的人更易罹患这种疾病,而且由于其早期症状轻微,很多人患上了这种疾病却丝毫没有觉察。糖尿病已经成为很多人享受"甜蜜"的"杀手"。

一、糖尿病的危害具体有哪些

长期的高血糖可能会造成病人的眼、肾、神经、心脏、血管等组织的慢性进行性损伤,甚至会出现糖尿病的慢性并发症,引起器官的衰竭,这些都是糖尿病所引起的危害。

1. 急性并发症　糖尿病合并感染、酮症酸中毒、糖尿病高渗综合征、糖尿病治疗中的低血糖等,虽然及时治疗或抢救都可以治愈,但是因会很快危及病人的生命,或导致严重的组织器官损坏,应严格注意。

2. 慢性并发症　如脑血管疾病、高血压、心血管疾病、糖尿病足、视网膜病变、肾病变、神经病变等。失明、截肢常常是糖尿病致残的主要原因;而尿毒症则是因糖尿病引起脏器功能衰竭的结果,严重威胁病人的生命。

3. 心理障碍　是另外一种糖尿病的危害形式。糖尿病是一种终身性疾病，并发症发生率很高，具有致残、致死性，会给社会、家庭和个人带来沉重的负担。病人本人和其家人精神上承受着巨大的压力，因而常会产生一系列的心理障碍，使生活质量明显降低。

4. 经济负担　调查数据显示，糖尿病的治疗费用呈大阔步增长，这给糖尿病病人及其家庭带来了巨大的经济负担。

二、 糖尿病有哪些早期症状

糖尿病发生的初期可以表现出许多很容易察觉的症状，概括起来主要有以下 10 种。

（一）喉咙持续性干渴，饮水量大幅度增加，小便次数增多。

（二）病人因体内糖分随小便排出，所以经常感到饥饿而出现食欲亢进，而且有喜好吃甜食的倾向。

（三）身体倦怠，整天提不起精神，腰膝酸软，两腿乏力，什么事都懒得做，连走路、上楼梯都会感到疲惫不堪，饭后困怠思睡。

（四）视力明显减退，看书、看报眼睛容易疲劳，并经常发生视网膜病变。

（五）牙齿松动、脱落，容易发生牙周炎和牙龈炎。

（六）手、腿出现顽固性的麻痹和阵痛，有时会有剧烈的疼痛，也有人夜间小腿常常抽筋。

（七）皮肤因抵抗力减弱，经常会发痒，女性病人有时会痒及阴部，如果皮肤受伤，容易感染、腐烂，还会长疔疮。

（八）糖尿病发生后由于血液中的葡萄糖不能被充分利用，机体过度摄取储存在人体内的脂肪以补充热量，所以病人会出现消瘦，年轻的病人表现得更为明显。

（九）男性病人性欲减退，甚至出现阳痿等性功能障碍。

（十）女性病人出现月经不规则或闭经等月经失调。

三、 糖尿病分几个阶段

糖尿病可分为糖尿病前期、临床糖尿病期及并发症期三个阶段。

四、 糖尿病前期

（一） 什么是糖尿病前期

糖尿病前期是指血糖升高但尚未达到糖尿病诊断标准的时期，表现为空腹血糖受损（IFG）、糖耐量受损（IGT），二者可单独或合并出现。其中 IGT 是糖尿病的重要危险因素，若伴有肥胖、高血压、血脂紊乱，则危险性更大。研究表明，我国 IGT 的患病率高达 15%。IGT 病人中有 1/3 发展为糖尿病，1/3 转变为正常，1/3 维持在 IGT 阶段，几乎所有 2 型糖尿病的病人都要经过 IGT 阶段。IGT 经过数年到 10 年可发展为 2 型糖尿病，按不同的国家或地区，转化率低者约 20%，高者达 60%。中国 IGT 者向糖尿病转化的百分比每年达 8%~11%。

（二） 如何识别糖尿病前期

1. 症状　糖尿病前期一般无临床症状，多在健康体检或因其他疾病检查时发现，由口服葡萄糖耐量试验（OGTT）确诊为糖尿病前期。不少病人常首先发现或兼有高血压、肥胖、血脂异常等。

2. 体征　糖尿病前期多形体肥胖或超重，其他体征不明显。

3. 理化检查　空腹血糖受损（IFG）：空腹静脉血浆血糖≥6.1 毫摩/升，且小于 7.0 毫摩/升；及餐后 2 小时血糖<7.8 毫摩/升。糖耐量受损（IGT）：空腹静脉血浆血糖<7.0 毫摩/升；餐后 2 小时血糖≥7.8 毫摩/升，且小于 11.1 毫摩/升。

（三） 糖尿病前期如何治疗

糖尿病前期重在预防，主要通过生活方式的干预来进行。

（1）少食肥甘厚味、煎炸烧烤食品及膨化食品和碳酸饮料，饮食以清淡为主，适当食用粗粮，多食绿色蔬菜。

（2）单纯糖尿病前期体质强壮者可采用跑步、登山、游泳、打球等强度较大的运动项目，体质虚弱者可采用打太极拳、八段锦等强度较小的活动。

（3）耳针与体针可选用抑制食欲和减肥的穴位。

（4）可进行腹部按摩，有利于减肥。

（5）如果生活方式干预效果不满意，需考虑药物干预。常用的有双胍类药物、α-糖苷酶抑制剂和胰岛素增敏剂。

五、　糖尿病如何诊断

（1）根据糖尿病症状，即多尿、多饮、多食及不能解释的体重下降，并且随机（餐后任何时间）血浆葡萄糖≥11.1毫摩/升。

（2）空腹（禁热量摄入至少8小时）血浆葡萄糖（FPG）水平≥7.0毫摩/升。

（3）口服葡萄糖（75克脱水葡萄糖）耐量试验（OGTT）中2小时的血浆葡萄糖（2hPG）水平≥11.1毫摩/升。

六、　生活中如何预防糖尿病

诱发糖尿病的"外因"有热量摄取太多、活动量下降、肥胖、吸烟及心理压力过大等。因此，避免以上因素就可预防糖尿病。具体要做到以下几点：①防止和纠正肥胖；②避免高脂肪饮食；③饮食要合理搭配，不暴饮暴食，要细嚼慢咽，多吃蔬菜，不在短时间内吃含葡萄糖、蔗糖量大的食品；④戒烟酒；⑤积极发现和治疗高血压、高血脂和冠心病。

七、　糖尿病病人的饮食疗法

饮食疗法是各型糖尿病最根本的治疗方法之一，是一切治疗方法的前提，必须长期坚持饮食疗法。否则，一味依赖药物而忽略食疗，临床很难取得好的效果。

（1）坚持做到总量控制、结构调整、吃序颠倒。就是说每餐只吃七八分饱，以素食为主、其他为辅，营养均衡，进餐时先喝汤、吃青菜，快饱时再吃些主食、肉类。

（2）饮食疗法应根据病情随时调整、灵活掌握。肥胖病人必须严格控制饮食，以低热量、低脂肪饮食为主，减轻体重。消瘦、妊娠、生长发育期病人等可适当放宽，保证总热量。体力劳动或活动多时也应注意适当增加主食或加餐。

（3）饮食疗法应科学合理，不可太过或不及。限制过严，一点糖类也不敢吃，反而加重病情，甚至出现酮症。应根据自己的病情、体重、身高，严格进行计算，在控制总热量的前提下科学地、合理地安排饮食，达到既满足机体最低需要又能控制总热量的目的。

（4）科学地安排好主食与副食。主食是血糖的主要来源，应予以控制，但副食中的蛋白质、脂肪进入体内也会有一部分变成血糖。因此，不可只注意主食而轻视副食，否则照样不能取得预期效果。

（5）选择好适合糖尿病病人的食物。不宜吃的食物有：白糖、红糖、冰糖、葡萄糖、麦芽糖、蜂蜜、巧克力、奶糖、水果糖、蜜饯、水果罐头、汽水、果汁、甜饮料、果酱、冰淇淋、甜饼干、蛋糕、甜面包及糖制糕点等能使血糖迅速升高的食物；牛油、羊油、猪油、黄油、奶油、肥肉等富含胆固醇，易使血脂升高的食物。不宜饮酒，酒精不含营养素只供热能，且长期饮用对肝脏不利，注射胰岛素的病人饮酒易引起低血糖。适宜吃的食物有：大豆及其制品，这类食品除富含蛋白质、无机盐、维生素、不饱和脂肪酸外，还能降低血清胆固醇和三酰甘油；粗杂粮，如莜麦面、荞麦面、燕麦片、玉米面等，这类食物含多种微量元素、B族维生素和食用纤维，可以延缓血糖升高，长期食用有利于降糖降脂，减少饥饿感。

（6）糖尿病病人应少吃或不吃水果。水果中含有较多的糖类，食用后消化吸收的速度快，可迅速导致血糖升高，对糖尿病病人不利。但病人在病情稳定时可以少吃一些水果。吃水果时，要以含糖量低为选择原则。

同时，还要根据水果的含糖量，计算其热能，然后，换算成主食，减少或扣除主食的量，以保持总热量不变。不宜每餐都吃水果，在两餐之间（血糖下降时）少量食用较为合适。此外，不能用花生米、瓜子、核桃仁、杏仁、松子等坚果类食物充饥。

（7）糖尿病病人要限制饮食中胆固醇的含量，不食用或少食用肥肉和动物内脏如心、肝、肾、脑等，可多吃瘦肉和鱼虾等高蛋白低脂肪食物。

（8）少吃多餐，既可保证热量和营养的供给，又可避免餐后血糖高峰。

（9）以淀粉为主要成分的食物如马铃薯、甘薯、藕、山药、菱角、芋头、百合、荸荠等，以及除黄豆以外的豆类如红小豆、绿豆、蚕豆、芸豆、豌豆，它们的主要成分也是淀粉，所以也要算作主食的量。

（10）"糖尿病食品"是用含高膳食纤维的粮食做的，如荞麦、燕麦。尽管这些食物消化吸收的时间较长，但最终还是会变成葡萄糖。所谓"无糖食品"实质上是未加蔗糖的食品，某些食品是用甜味剂代替蔗糖，仍然不能随便吃。

（11）在平衡膳食的基础上，根据病人体质的寒热虚实选择相应的食物：火热者选用清凉类食物，如苦瓜、蒲公英、苦菜、苦杏仁等；虚寒者选用温补类食物，如用生姜、干姜、肉桂、花椒做调味品炖的羊肉、牛肉等；阴虚者选用养阴类食物，如黄瓜、西葫芦、丝瓜、百合、生菜等；大便干结者选用黑芝麻、菠菜、茄子、胡萝卜汁、白萝卜汁；胃脘满闷者选凉拌苏叶、荷叶、陈皮丝；小便频数者选用核桃仁、山药、莲子；肥胖者采用低热量、粗纤维的减肥食谱，常吃粗粮杂粮等有利于减肥的食物。糖尿病不同并发症常需要不同的饮食调摄，如糖尿病神经性膀胱病人晚餐后减少水分摄入量，睡前排空膀胱；合并皮肤瘙痒症和手足癣者，应控制烟酒、浓茶、辛辣食物、海鲜发物等刺激性饮食；合并脂代谢紊乱者，可用菊花、决明子、枸杞子、山楂等药物泡水代茶饮。

八、 糖尿病的运动疗法

运动疗法是通过适当的体育活动和锻炼而防治糖尿病的方法，是治疗糖尿病的重要措施之一。适当的体育活动是减轻体重和控制糖尿病发展的重要手段，对糖尿病病人的健康非常有益，可使糖尿病病人体力增强，机体抵抗力增加；有助于改善和增强呼吸循环系统功能，使心功能指数上升，肺活量增大，耗氧量增加，减少心血管并发症的发生。

运动治疗的原则是适量、经常性和个体化。以保持健康为目的的体力活动包括每天至少 30 分钟的中等强度的活动，如慢跑、快走、骑自行车、游泳等，运动时注意安全。坚持做适合自己的运动，应循序渐进、量力而行、动中有静、劳逸结合，将运动纳入日常生活的规划中。青壮年病人或体质较好者可以选用比较剧烈的运动项目，中老年病人或体质较弱者可选用比较温和的运动项目，不适合户外锻炼者可练吐纳呼吸或打坐功；八段锦、太极拳、五禽戏等养身调心传统的锻炼方式适宜大部分病人；有并发症的病人原则上应避免剧烈运动。

九、 哪些中药有降低血糖的作用

临床上常用的降糖药物有 20 余种，如人参、地黄、桑叶、桑白皮、知母、天花粉、大黄、苍术、白术、桔梗、黄芪、山药、麦冬、玉竹、枸杞子、女贞子、山萸肉、地骨皮、玉米须、苍耳子、刺五加、白芍、僵蚕、甘草、淫羊藿、玄参等。

虽然中药有降低血糖的作用，但是中医治疗疾病是辨证论治的，要在医生的指导下用药，不可自行服药，以免用错药物。

十、 治疗糖尿病的中成药有哪些

中成药的选用必须依据该品种适用证型，切忌盲目使用。中成药建议选用无糖颗粒剂、胶囊剂、浓缩丸或片剂。常见的中成药如下。

六味地黄丸：用于肾阴亏损，头晕耳鸣，腰膝酸软等。

麦味地黄丸：用于肺肾阴亏，潮热盗汗等。

杞菊地黄丸：用于肝肾阴亏，眩晕耳鸣，羞明畏光等。

金匮肾气丸：用于肾虚水肿，腰酸腿软等。

玉泉丸：用于肺胃肾阴亏损之证。

通脉降糖胶囊：用于气阴两虚，脉络瘀阻所致的神疲乏力、肢麻疼痛等。

人知降糖胶囊：用于气阴两虚兼燥热伤津证。

同时注意兼证的治疗，如肠热便秘者选复方芦荟胶囊或新清宁，阴虚肠燥者选麻仁润肠丸，失眠者选安神补心丸或天王补心丹，易感冒者选玉屏风颗粒，心烦易怒者选丹栀逍遥丸，合并周围神经病变者选用木丹颗粒等。

中西复方制剂：消渴丸，具有滋肾养阴、益气生津的作用，每 10 粒含格列本脲（优降糖）2.5 毫克。使用方法类似于优降糖，适用于气阴两虚而血糖升高的 2 型糖尿病病人。

十一、 糖尿病病人可以服六味地黄丸吗

中医治疗疾病讲究辨证论治。六味地黄丸是滋补肝肾的著名方剂，中医认为属于肝肾阴虚的糖尿病病人可以服用，而不属于肝肾阴虚证的糖尿病病人则不能服用。

第十二节

肥胖症

一、肥胖概述

肥胖是能量代谢失衡的结果，即能量摄入多于消耗。肥胖症病人的一般特点为体内脂肪细胞的体积和细胞数增加，体脂占体重的百分比（体脂率）异常高，并在某些局部过多沉积。肥胖是一种由多因素引起的慢性代谢性疾病，已经成为当今社会的常见和多发性疾病。在我国，随着人们生活水平的提高，肥胖现象越来越普遍，肥胖的发病率呈逐年上升的趋势，因此，预防和控制肥胖症已成为刻不容缓的任务。

二、肥胖症的病因

单纯性肥胖的病因尚未阐明，但从临床和实验资料中分析可发现与下列因素有关。

1. 饮食方面　摄入食物的成分对肥胖有重要影响。随着我国经济的发展和食物供应的丰富，人们的膳食模式发生了很大变化，高蛋白质、高脂肪食物的消费量大增，能量的总摄入往往超过能量消耗。

2. 进食行为　这也是影响肥胖症发生的重要因素。三餐的食物能量分配及间隔时间要合理，一般早、晚餐各占30%，午餐占40%。不吃早餐常常导致午餐和晚餐时摄入的食物较多，而且一日的食物总量增加。晚上吃得过多而运动相对较少，会使多余的能量在体内转化为脂肪而储存起来。另外，现在有很多快餐食品因其方便、快捷而受人们青睐，但快餐食品往往富含脂肪和能量，其构成却比较单调，经常食用会导致肥胖。

3. 体力活动减少　肥胖与体力活动减少也有非常显著的关系。就某种意义而言，运动不足比多食更易引发肥胖症。

4. 精神因素　现代人生活节奏加快，工作压力增大，精神紧张，在遇到不顺心事时，往往以一种病态的方式大吃大喝，这也是肥胖发病率上升的一个原因。

三、 肥胖对健康的影响

轻度肥胖对健康的影响不明显，中、重度肥胖可出现以下表现。

（1）肥胖病人因胸壁增厚、膈肌升高而降低肺活量，引起活动时呼吸困难，严重者可导致缺氧、发绀，可发生肺动脉高压和心力衰竭。

（2）超重者高血压患病率比非超重者高 3 倍，明显肥胖者高血压发病率比正常体重者高 10 倍。肥胖者血容量、心每搏输出量、左心室舒张末容量、充盈压均增加，使心输出量增加，引起左心室肥厚、扩大。心肌脂肪沉积可致心肌劳损，易发生充血性心力衰竭；由于静脉循环障碍，易发生下肢静脉曲张、静脉血栓形成和血栓性静脉炎。

（3）肥胖者常有高胰岛素血症，糖尿病发生率明显高于非肥胖者。

（4）肥胖症病人胆石症、胆囊炎发病率高，消化不良、脂肪肝、轻至中度肝功能异常也较常见。

（5）肥胖症病人癌症发病率升高，其中子宫内膜癌比正常妇女高 2～3 倍，绝经后乳腺癌发病率随体重增加而升高，胆囊和胆道癌肿也较常见。肥胖男性结肠癌、直肠癌、前列腺癌发病率较非肥胖者高。

（6）肥胖者因长期负重，易患腰背疼、关节疼，皮肤皱褶易发生皮炎、擦烂，并容易发生化脓性或真菌性感染。

四、 如何防治肥胖

预防肥胖，应加强普及教育，宣传肥胖的危害性，肥胖症的预防应从幼年开始。目前控制饮食和坚持运动仍然是治疗肥胖的两个主要手段。

（一） 运动疗法

运动治疗肥胖症主要是以中等强度、较长时间的有氧运动为主，辅以力量性运动及球类运动等，可根据肥胖者的体质和个人爱好选择运动项目。参加有节律的动力性有氧运动，如长距离步行、慢跑、骑自行车、游泳、做健身操及水中运动等，有助于维持机体的能量平衡，长期保持体重，锻炼全身体力和耐力，提高心肺功能。

非竞赛性球类运动作为一种锻炼方式，既能锻炼肌肉、增强体质，又能持续消耗能量，起到减肥效果。肥胖病人的球类运动可酌情选择羽毛球、乒乓球、网球、排球、篮球等项目。每次运动以 30 ~ 60 分钟为宜，中间可有休息时间。运动时应避免类似于体育比赛时激烈紧张的争夺。

（二） 饮食疗法

饮食疗法即通过控制饮食、减少热量摄入达到减肥的目的。也就是说膳食供能量必须低于机体实际耗能量，以造成能量的负平衡，促使长期"入超"的能量被代谢掉，直至体重恢复到正常水平，然后注意控制能量摄入与消耗的平衡，以维持这一水平。

减肥膳食构成的基本原则为低能量、低脂肪、含适量优质蛋白质和复杂的碳水化合物（如谷类），增加新鲜蔬菜和水果在膳食中的比重。既要满足人体对营养素的需要，又要使能量的摄入低于机体的能量消耗，让身体中的一部分脂肪氧化以供机体能量消耗所需。在平衡膳食中，蛋白质、糖类和脂肪提供的能量比，应分别占总能量的15% ~ 20% 、60% ~ 65% 和25% 左右。

不要单纯限制谷类等主食，不吃或少吃谷类等主食的观点和做法是不可取的。限制和减少能量摄入应以减少脂肪为主。

肥胖症的治疗应以限制和调配饮食为基础，同时增加体力活动，才可能使减肥达到满意的程度。建议采用低能量减肥膳食，一般设计为女性 1 000 ~ 1 200 千卡/天，男性 1 200 ~ 1 600 千卡/天，或比原来习惯摄入的能量低 300 ~ 500 千卡。为了避免因食物减少引起维生素和矿物质不足，应适量摄入含维生素 A、维生素 B_2、维生素 B_6、维生素 C，以及锌、铁、钙等微量营养素的补充剂。可以按照推荐的每天营养素摄入量设计添加混合营养素补充剂。

对于饮食的控制应该循序渐进，逐步降低，不可骤然猛降。对成年轻度肥胖者，可按每月稳步减肥 0.5 ~ 1.0 千克，即每天负能量 125 ~ 250 千卡的标准来确定其一日三餐膳食的供能量。而对成年中度以上的肥胖者，当以每周减肥 0.5 ~ 1.0 千克，每天负能量 500 ~ 1 000 千卡为宜，并应适当从严控制，但尽量勿使每天膳食所供能量低于 1 000 千卡，因为这是可在较长时间内坚持的最低安全水平。

五、 针灸能减肥吗？ 针灸减肥的机制是什么呢

针灸能减肥。针灸可以使基础胃活动水平降低及餐后胃排空延迟。单纯性肥胖者的 5-羟色胺含量高于正常水平，可导致消化、呼吸、心血管和内分泌功能异常，针灸能降低其外周的 5-羟色胺水平，使其生理功能恢复正常。针灸还可以增强病人下丘脑垂体-肾上腺皮质和交感-肾上腺髓质两个系统的功能，促进机体脂肪代谢，消耗积存的脂肪。

针灸减肥是以中医理论为指导的。祖国传统医学主要是通过使人体的阴阳、脏腑、气血、经络之间达到平衡来治病的。肥胖可表现为痰湿、气郁、瘀血、脾胃虚弱、肝肾阴虚等不同的临床证型，因此，通过辨证论治、辨体取穴，针灸刺激人体的有关穴位，以及通过中枢神经系统，可调节人体的内分泌及食欲中枢而达到标本同治的效果。结合中年人的生理特点，一般选穴位 5 个左右，15 天为一个疗程，一个疗程可减 5 ~ 15 千克。

第十三节

高尿酸血症及痛风

痛风可以由饮食、天气变化（如温度、气压突变）、外伤等多种因素引发。其中饮酒容易引发痛风，因为酒精在肝组织代谢时，大量吸收水分，使血液中原来已经接近饱和的尿酸，加速进入软组织中形成结晶，导致身体免疫系统过度反应（敏感）而造成炎症。痛风古称"王者之疾"，因此症好发在达官贵人的身上，如元世祖忽必烈晚年就因饮酒过量而饱受痛风之苦。

一、 高尿酸血症和痛风的定义

血液中尿酸浓度超过正常值时就是高尿酸血症。痛风是因为人体内一种叫作嘌呤的物质的新陈代谢发生了紊乱，使尿酸（嘌呤的氧化代谢产物）的合成增加或排出减少，造成高尿酸血症，当血中尿酸浓度过高时，尿酸即以钠盐的形式沉积在关节、软组织、软骨和肾脏中，引起组织的异物炎性反应，就叫痛风。

二、 高尿酸血症和痛风是一种病吗

尿酸过高并不等于痛风！尿酸过高者中只有10%左右会得痛风，其余终其一生都可以没有任何痛风症状，故两者不可混为一谈。而且尿酸过高也不一定马上会得痛风，痛风和尿酸浓度高低及累积时间长短有关，一

般而言，尿酸值越高或持续时间越久，越容易得痛风，尤其血中尿酸持续在 540 微摩/升以上者，有 70% ~ 90% 的机会得痛风。

三、 高尿酸血症的危害有哪些呢

高尿酸血症本身不会引起明显的症状，但如果血尿酸水平过高，尿酸盐结晶就会沉积在组织中，发生如下情况：①沉积在关节腔，导致痛风性关节炎，最终引起关节变形。②沉积在肾脏，引起痛风性肾病、尿路结石，最终引起尿毒症。③沉积在胰腺，诱发或加重糖尿病。④刺激血管壁：加重动脉粥样硬化，加重高血压、冠心病。

四、 如何预防高尿酸血症和痛风

1. 控制饮食　控制饮食是防治痛风的基本措施之一。饮食控制的基本原则是不喝酒，不吃动物内脏（如肝、肾、脑、心、肠等）和肉类的汤，少吃海产品，并且喝充足的水分。

2. 控制总热量　总热量的供给因人而异，如休息者与体力劳动者有所不同。休息者热量每天按每千克体重 25 ~ 30 千卡给予，体力劳动者则为 30 ~ 40 千卡。对肥胖或超重者，应限制总热量，采用低热量饮食，即每天按每千克体重 10 ~ 20 千卡给予。一般而言，肥胖者每天减少 50 克主食为宜。

3. 控制嘌呤量　常人每天嘌呤摄入量可多达 0.6 ~ 1 克。痛风病人在关节炎发作时，每天不宜超过 0.1 ~ 0.15 克。经治疗血尿酸能长期保持在正常水平后，摄入量可适当增加。

4. 增加淀粉类　痛风病人主食应以碳水化合物为主，碳水化合物应占总热量的 50% ~ 60%，甚至可达 70%。可选用大米、玉米、面粉及其制品（如馒头、面条、面包等）。

5. 控制蛋白质量　蛋白质每天摄入量按每千克体重 0.8 ~ 1.0 克给予为宜，占总热量的 12% ~ 14%，每天蛋白质供应量可达 60 克左右。对于消瘦者、体力劳动者、年迈者可适当放宽。蛋白质以牛奶和鸡蛋为主，可适量食用河鱼，也可适量食用瘦肉、禽肉。

6. 控制脂肪量　脂肪每天的摄入量按每千克体重0.6~1克给予为宜，占总热量的20%~25%。在急性痛风发作期，需要避免高脂饮食，这是因为高脂饮食会抑制尿酸排泄。少吃油煎食物。摄入的脂肪品种应以植物性油脂为主，如豆油、花生油、玉米油等。

7. 控制食盐量　一般控制在每天2~5克。

8. 控制蔬果　蔬菜类除香菇、豆类（如扁豆）、紫菜和菠菜不宜大量食用外，其余无禁忌，水果也无禁忌。病人饮用适量的果汁、菜汁，可使尿液变为碱性，促使结晶的尿酸溶解而容易由尿中排出。同时果汁和菜汁中含有丰富的维生素，有助于改善痛风的症状。

9. 控制饮料　推荐碱性饮料，如苏打水等可以碱化尿液，有助于尿酸的排泄。但是一般的饮料中含糖量比较多，对于合并糖尿病者则不宜，肥胖者也不能过多饮用。

10. 适当增加饮水量　应多饮水，每天饮水2 000~3 000毫升，可起到增加尿量（最好每天保持1 500毫升左右的排尿量）、促进尿酸排泄及避免尿道结石形成的作用。但在某些情况下如严重心、肾功能不全时不宜多饮。

11. 控制饮酒量　痛风病人须禁酒，尤其是啤酒最容易导致痛风发作，应绝对禁止。

12. 控制豆制品　可以适量吃一点。

第十四节

神经衰弱——失眠多梦精力减

一、神经衰弱有哪些症状

神经衰弱常见的症状有：头晕、头昏、头疼；心慌、失眠、多梦、耳鸣；悲观、抑郁、自卑、易怒，严重者有自杀倾向。不治的后果有两种，一种是病情发展较慢，一辈子难受；另一种是病人越陷越深，最后精力枯竭而死或发疯，更多的是受不了痛苦而自杀。

二、神经衰弱多梦是怎么回事

梦是当大脑皮质绝大部分处于抑制状态时，皮质下中枢和皮质中孤立的兴奋点的兴奋活动，它们是以前的生活经验留下的痕迹的再现，由于失去了大脑皮质正常的分析和纠正，可以活泼多变，荒诞离奇，但往往仍和本人的思想愿望有所联系，所以有"日有所思，夜有所梦"的说法。神经衰弱多梦不要过于在意，更不要因此而产生焦虑、恐慌的情绪，以免加重病情。神经衰弱多梦病人要想摆脱多梦的困扰，就要积极进行心理治疗，早日治愈神经衰弱，从根本上解决问题。

三、神经衰弱导致失眠怎么办

神经衰弱导致失眠，令人夜不能寐，是神经衰弱病人最为苦恼的症状之一。神经衰弱导致失眠主要表现为入睡困难、睡眠易醒、醒后难眠等，往往会加重神经衰弱病人的烦躁、焦虑情绪，进一步加重病情，形成恶性循环。因此，神经衰弱导致失眠，必须要尽快采取措施进行治疗。

（1）正确认识失眠，解除因失眠引起的神经衰弱的恶性循环。神经衰弱导致失眠往往经久难愈或加重，常常是因为病人对于失眠感到过分紧张、恐惧。这种心理状态势必反过来加重失眠，形成恶性循环。

（2）寻找原因，排除干扰。失眠是由于大脑皮质神经细胞的兴奋和抑制两个活动过程的平衡发生了紊乱，睡眠的习惯节律被打乱所致。通常由精神紧张、情绪激动、药物影响、外来的不良刺激、环境变迁、不安全感及某些慢性疾病等原因所引起。治疗失眠首先应该冷静地分析原因，进行有效的病因治疗，排除外来干扰，并提高改造和适应环境的能力。

（3）创造良好的睡眠环境。要想避免神经衰弱导致失眠，必须要为病人创造一个良好的睡眠环境。卧室应安静、舒适、幽暗、避光、通风良好、温度适宜及清洁卫生，并且有绝对安全感。

（4）注意调节情绪和培养良好的生活习惯。神经衰弱病人要按时睡觉、工作和学习，逐渐形成一种条件反射，养成有规律的作息习惯。每晚饭后不饮茶和咖啡，睡前半小时放下紧张的学习和繁重的工作，听听轻音乐或散散步，避免接触一切带刺激性的事物，不看惊险的小说、电影、电视等。上床前用热水洗脚，上床后排除杂念，放松思想，不焦虑，不害怕，不担忧。

（5）入睡后易醒的人，白天应不睡或少睡。神经衰弱导致失眠者可在日光下适当做些体力活儿或做做运动，因为白天劳动有助于拨正"生物钟"。另外，入睡后如果中途醒了，不要睁眼和说话，更不要起床，可以轻轻地翻个身再睡。

（6）注意通过饮食促进睡眠。神经衰弱病人睡前进食不宜过饱或过少，因过饱或过少可使人感到腹部不适或腹胀、或饥饿而影响睡眠。中医认为"胃不和则卧不安"，就是指这个意思。并且，睡前不宜喝咖啡、浓茶，因为它们均含有咖啡因，会刺激大脑的觉醒中枢，使人兴奋，这对失眠者来说无疑是雪上加霜。

四、　神经衰弱病人如何进行心理治疗

神经衰弱其本质是一种功能性疾病，所以是可以治好的。心理疗法首先是收集详尽的病史，全面了解后根据具体情况与病人交谈，采取以下措施：

（1）首先认识到神经衰弱的原因是精神创伤，而不良的个性是发病的基础。对原因进行耐心细致的分析，若能解决问题当然更好，若不能解决问题，也可使其提高认识能力，正确对待。

（2）从被症状所吸引的过程中解脱出来，树立乐观的精神，消除一切紧张情绪及思想顾虑。

（3）妥善安排好工作、学习和生活，注意劳逸结合，脑力劳动和体力劳动相结合，坚持锻炼身体，适当参加文娱活动，以巩固疗效和防止复发。

五、　摆脱失眠最简单的方法

（1）泡个香精油澡或海盐澡放松一下。水温不要超过 37℃，泡 10 ~ 15 分钟即可，然后马上进被窝。

（2）按时睡觉。如果能做到这一点，失眠的问题就不会存在了，因为身体已经"知道"该睡觉了。

（3）看无聊的书或电视节目。这是很好的催眠方法。当我们觉得不感兴趣和无聊时，血压会降低，精神会萎靡，非常想睡觉。因此，建议失眠者不要晚上工作或看有趣的节目。

（4）睡前喝杯温牛奶或温蜂蜜水。大多数人喝过后会像小孩一样甜甜睡去。

六、 神经衰弱的食物疗法

1. 小麦　小麦有养心神、益心气的作用，尤其适宜神经衰弱、神志不宁、失眠，或喜悲伤欲哭者，以及更年期病人食用。

2. 牛奶　牛奶又称牛乳，性平味甘。牛奶是治疗神经衰弱、失眠较理想的食品。

3. 糯米　糯米补气血、暖脾胃，适宜一切体虚的神经衰弱者食用，尤以煮粥，或与大枣同煮为粥最佳，能滋润补虚、温养五脏、益气安神，是食物治疗神经衰弱的佳品。

4. 大枣　大枣在民间常作补血食品，能益气、养心、安神，古代医家常用以治疗神经衰弱等病症，是食物治疗神经衰弱的首选食品之一。身体虚弱、神经衰弱者经常服食大枣，大有益处。

5. 银耳　银耳有补肾、润肺、生津、提神、益气、健脑等功效，能补脑强心、消除疲劳。

以上就是神经衰弱食物治疗法中所涉及的部分食物，其实可选择的食物还有很多，最好还是在医生的指导下进行选择。

七、 失眠多梦的药膳方

1. 猪肉海参　海参 725 克，猪里脊肉 200 克，葱、姜、香菜、海米、味精、醋、盐各适量。海参切成片，温水泡开，里脊切成薄片，分别入清水氽过。姜、葱切末，香菜切小段，与海米一同码入碗内。将鸡汤烧开，加入味精、醋、盐，随即倒入碗内，参肉软溜。每天 1～2 次。此药膳补肾益精、养血润燥，是治疗多梦、滑精、头昏目眩、腰酸乏力等症的理想膳食。

2. 莲子冰糖　去心鲜莲子 300 克、冰糖 200 克、白糖 200 克、金糕 30 克、桂花卤少许。先将莲子蒸 50 分钟，把冰糖、白糖、金糕、桂花和清水 2 000 克，共熬成汁，浇入莲子中。可随意食用。此药膳对多梦易醒、心烦失眠、心火尿赤、脾虚泄泻者有疗效。

3. 柏子仁猪心　柏子仁 10 克、猪心 1 具。将柏子仁放于猪心内,隔水炖熟服食。3 天服 1 次,一般 2～3 次显效。此药膳养心安神、补血润肠,可治心悸、失眠、多梦等症。

4. 干贝猪肉汤　干贝 50 克、瘦猪肉 200 克。将干贝和瘦猪肉加水煲汤,食盐调味佐餐。此药膳滋阴养肾,对肾虚心烦、神经衰弱、失眠多梦、夜尿增多等症有良好的辅助疗效。

5. 莲子芡实猪肉汤　莲子肉 50 克、芡实 50 克、瘦猪肉 200 克、食盐适量。将莲子肉、芡实、瘦猪肉一起加水适量煲汤,食盐调味佐餐。此药膳补脾固肾,可治肾虚心烦、神经衰弱、失眠多梦、腰痛、梦遗滑精等症。

6. 莲子猪肉　去心的莲子、百合各 30 克,瘦猪肉 250 克。将莲子、百合、瘦猪肉一起加水煲熟,调味服食。每天 2 次。此药膳有养心益肾、益气调中之功。可治多梦、淋浊、带下等症。

7. 党参猪心　党参、当归各 100 克,猪心 1 具,葱、姜、盐、料酒各适量。将党参、当归放入剖开的猪心内,加葱、姜、料酒、食盐和清水共煮至熟为止。食时去药,吃肉饮汤,早晚随餐用。此药膳和血、养血、镇静、安神,可治失眠。

8. 牡蛎蛋黄羹　牡蛎 20 克,黄连 3 克,阿胶、白芍、炒酸枣仁、陈皮各 9 克,鸡蛋黄 1 个。先将牡蛎、黄连、阿胶、白芍、炒酸枣仁、陈皮一起水煎,去渣留汁,将药汁与蛋黄混合,搅拌均匀,放锅中隔水蒸熟。每晚服 1 次。此药膳可宁神益智、镇静安神、健脾益肾,对失眠、多梦等症有疗效。

9. 归参山药猪腰　猪腰 500 克,当归、党参、山药各 10 克。酱油、醋、姜、蒜末、香油各适量。猪腰切开,剔去筋膜、骚腺,洗净,放入碗内,加入当归、党参、山药,再加入水适量,清蒸至猪腰熟透,捞出猪腰,待冷后切成薄片,放在平盘中浇上酱油、醋,放入姜、蒜末、香油等调料即可食用。随餐食用即可。此药膳可补益气血、壮肾、安神，主治失眠。

10. 参枣米饭　党参 10 克、大枣 20 个、糯米 250 克、白糖 50 克。将党参、大枣放入锅内，加水适量，泡发后煎煮 30 分钟。捞出党参、大枣，汤备用。糯米洗净加水，用大碗把米蒸熟后扣在盘中，把枣摆在上面，然后再把汤液加白糖煎成黏汁，浇在枣饭上，随餐食用即可。此药膳补气养血、镇静安神，可治失眠、多梦等症。

第十五节

警惕中风

一、 时刻警惕中风的信号

中风及早发现很重要。中风病人的治疗越早越好，病人最好在发病 3 小时内得到有效的治疗。因此，了解中风的先兆或早期症状，及时发现中风非常重要。中风突袭的信号常有以下几种。

（1）头痛。通常严重且突然发作，或头痛的方式意外改变。

（2）呕吐。

（3）眩晕。头晕目眩、失去平衡，或无任何意外摔倒，或步态不稳。

（4）一侧肢体和面部的感觉异常。

（5）口角流涎（流口水）。

（6）突发的视感障碍。单眼或双眼突发视物模糊，或视力下降，或视物成双。

（7）突发的言语不清、言语表达困难或理解困难和吞咽呛咳症状。

（8）意识障碍。

（9）身体一侧（或两侧）的上下肢或面部出现无力、麻木，甚至瘫痪。

二、 炎炎夏季也会有中风

气候变化是中风的一大发病诱因。在秋冬季高发的脑中风，在炎夏发病率也很高。随着气温的不断攀升，尤其是在高温闷热的桑拿天，心脑血管疾病发病者就会急剧增多。

（1）夏季气温高热，皮肤血管扩张，势必造成大脑血流减少，血压波动，尤其是心血管调节功能不良及患有高血压、脑动脉硬化的慢性病病人，易诱发脑梗死性中风。

（2）高温天气里，活动少、出汗多，人体内水分就比较少，体内血液流动缓慢，这样使得血液黏稠度增加，输向大脑的血液受阻，流动变缓，发生中风的概率自然也会相对增高。患有脑血管病和其他慢性疾病的老年人要特别注意预防。

（3）空调使用不当可诱发中风。夏季的气温较高，很多家庭使用空调，温度设置过低会使得室内外的温差过大，这对老年人，特别是患有高血压、动脉粥样硬化的人来说，可能就会难以适应，容易导致脑部血液循环障碍而诱发中风。把房间空调温度调得过低，频繁出入房间，忽冷忽热，会诱发脑部血液循环障碍，使发生中风的概率增高。整晚开空调，冷风口对着身体吹，不利于血液循环，也会间接诱发中风的发生。

（4）在高温环境下，人的情绪紧张，易烦躁，体内应激反应增强，易诱发血管疾病；加上高温导致的休息不好、饮食紊乱，人体处在疲劳应激状态下，体内激素释放水平改变，刺激血管收缩，也会诱发中风。

三、 脑中风的预防

1. 控制高血压是预防中风的重点　高血压病人要遵医嘱按时服用降压药物，有条件者最好每天测 1 次血压，特别是在调整降压药物阶段，以保持血压稳定。要保持情绪平稳，少做或不做易引起情绪激动的事，如打牌、搓麻将、看体育比赛转播等。饮食须清淡有节制，戒烟酒，保持大便通畅。适量活动，如散步、打太极拳等。

2. 注意中风的先兆征象　一部分人在中风发作前常有血压升高、波动，头痛头晕，手脚麻木无力等先兆，发现后要尽早采取措施加以控制。

3. 有效地控制短暂性脑缺血发作　当病人有短暂性脑缺血发作先兆时，应让其安静休息，并积极治疗，防止其发展为脑血栓。

四、 一过性头晕反复发作时应警惕中风

许多病人发生一过性头晕时常误认为是颈椎病引起的，结果却发生了中风。因此，专家建议，对于反复出现的一过性头晕，一定要去医院进行检查，以明确诊断。

老年人尤其是动脉粥样硬化病人，当微小血栓阻塞血管时，可引起短暂性脑供血不足，出现脑功能障碍，引发一过性头晕。由于其临床症状与颈椎病相似，且每次发作持续时间较短，容易使人误认为是颈椎病急性发作而放松对脑中风的警惕。

一般来说，颈椎病引起的头晕往往伴有颈部不适，时间较长；而短暂性脑缺血引起的头晕往往时间较短，且反复发作。

短暂性脑缺血引起的头晕是脑梗死的前期表现，如果不加以重视，很可能会导致严重后果。一过性头晕反复发作的病人（可能伴有呕吐等症状），要尽快到正规医院就诊，以避免脑中风的发生。

五、 过度活动头颈者应警惕中风

有的病人锻炼身体时，过度晃动头颈和摇摆颈部，导致头晕，甚至在活动颈部时还出现眼前发黑的现象。这大多是由于大脑供血不足所致，而活动颈部会使大脑缺血更加严重，甚至影响到眼部血液的正常供应，出现眼前发黑和暂时性视力障碍症状。但许多老年人并不知道剧烈颈部活动后的危害，在锻炼身体时剧烈地活动颈部，结果导致偏瘫。

因此，要特别提醒那些有头晕和记忆力下降的老年动脉硬化病人严禁过度活动颈部，平时不要猛回头和扭头，以避免或减少由于颈部动脉硬化造成的缺血性中风。

六、 老年人频打哈欠应警惕中风

众所周知，一般人在感到疲劳时，常打几个哈欠，这样可使疲劳感暂时减轻，可是中老年人，尤其是高血压、脑动脉硬化者，若频频打哈欠，就有可能是缺血性中风的先兆，应提高警惕。有70%～80%的缺血性中风病人，在发病前1周左右，会因大脑缺血、缺氧而频繁出现打哈欠的现象。其原因是，患有高血压、脑动脉硬化者，由于动脉粥样硬化，动脉管腔变窄，血管壁弹性降低，致使流向大脑的血液减少，而大脑对氧气又十分敏感（仅占体重2%左右的大脑，却要消耗全身需氧量的25%左右），因此，当大脑缺血、缺氧时，即会引起哈欠频频。打哈欠可使胸腔内压力下降，上下腔静脉回流至心脏的血量增多，心脏输出的血量也增多，从而使脑细胞的供血能力得到改善。但这种改善是暂时的，因此，频频哈欠常预示缺血性中风可能在近期内发生。

第十六节

月经病，毛病小坏处多

女性把月经比作"朋友"，这是很贴切的。它每个月来"探望"你几天，而后悄悄地离去。可有的人却不喜欢这个"朋友"，因为每次它来都会带来这样或那样的不适、疼痛，扰乱正常的生活和工作。真是应了那句话："老朋友，不一定全是好朋友。"下面我们就来认识几个"不是好朋友的老朋友"。

一、 让你痛苦的朋友——痛经

痛经是指妇女在经期及其前后，出现的小腹或腰部疼痛，甚至痛及腰骶。痛经随月经周期而发，严重者可伴恶心呕吐、冷汗淋漓、手足冰冷，甚至昏厥，给工作及生活带来影响。目前临床常将其分为原发性和继发性两种，原发性痛经多指生殖器官无明显病变者，故又称功能性痛经，多见于青春期少女、未婚及已婚未育者，此种痛经在正常分娩后多可缓解或消失。由于原发性痛经的危害性不大，本文不再详述。继发性痛经则多因生殖器官的器质性病变所致，多见于生育后妇女及中年妇女，因盆腔炎症、肿瘤或子宫内膜异位症等引起，严重影响妇女的生活和健康。所以，有必要揪出几个"罪大恶极的幕后黑手"。

黑手一：盆腔子宫内膜异位症。已有资料表明，子宫内膜异位症是引发女性重度痛经的罪魁祸首。在正常情况下，子宫内膜覆盖于子宫体腔面，如因某种因素使子宫内膜在身体其他部位生长，即可引起子宫内膜异位症。这种长在其他部位的子宫内膜同样随月经周期性改变而出血，月经期间因血不能外流而引起疼痛，并因与周围邻近组织器官粘连而使痛经逐渐加重，内诊可发现子宫增大、较硬、活动较差，或在子宫直肠陷窝内发现硬的不规则结节或包块，触痛明显。B超显像是目前辅助诊断子宫内膜异位症的有效方法。

黑手二：宫内节育器。痛经亦可见于宫内安置节育器的妇女，此类痛经可能是由于子宫内膜产生的前列腺素增加而引起的；也可能是节育器刺激子宫肌肉，引起子宫肌肉排异性收缩，导致下腹部痉挛性疼痛。病人常有下腹部或腰骶部不适，经期症状加重。若节育器的放置位置不当或过大，也易引起子宫收缩，导致下腹疼痛及痛经。

黑手三：慢性盆腔炎。下腹部疼痛和不育是慢性盆腔炎的主要症状，在月经期由于盆腔充血或因月经诱发炎症急性发作，可引起腹痛加剧。病人多有不育及急性盆腔炎史，盆腔检查发现子宫多为后位，活动度差，甚至完全固定。

痛经是一种周期性发作的疾病，在月经周期中不同的阶段会释放不同种类的性激素，它们既相互联系又各自独立，像流水作业一样共同完成一个周期性的循环。也就是说，在某一个时段服药不可能达到调理整个周期的作用。另外，日常生活中忽视调养也是引起甚至加重痛经的原因。情绪波动、劳累、寒冷、运动、饮食习惯等都可引起内分泌失调、免疫力下降，从而引起痛经。忽视药物以外的调理，常常是治疗痛经的最大误区。

二、　望穿秋水的朋友——闭经

"月经月经"，就是每月都要经过，但有些女子超过18周岁了，月经尚未来潮，或已来潮、排除怀孕原因而又中断3个月以上，以此为主要表现的月经病，称为闭经。

中医将闭经称为"经闭"，多由先天不足，体弱多病，或多产房劳，肾气不足，精亏血少；大病、久病、产后失血，或脾虚生化不足，冲任血少；情态失调，精神过度紧张，或受刺激，气血瘀滞不行；多痰多湿，痰湿阻滞冲任（多见于肥胖之人）等引起。这需要由经验丰富的中医妇科大夫辨证治疗。

现代医学认为，年过 15 岁，第二性征已经发育但尚未来潮者，或年龄超过 13 岁第二性征没有发育者称为原发闭经；月经已来潮又停止 6 个月或 3 个周期者称为继发闭经。闭经的原因有功能性和器质性两种。诊断时首先要了解详细病史及进行体格检查，排除妊娠、哺乳、避孕药及器质性疾病所致的闭经。内分泌检查包括基础体温、阴道细胞涂片、宫颈黏液结晶、子宫内膜病理检查。血中激素水平测定包括催乳素、黄体生成素及促卵泡激素。治疗性检查有黄体酮撤退试验及人工周期试验，必要时还需做肾上腺及甲状腺功能测定、遗传学检查等。因为闭经的诊断和治疗专业性相当强，病人务必到正规医院看专科医生。

三、 不胜其烦的朋友——经前期综合征

"每个月总有几天不舒服。"这句广告词道出了经前期综合征病人的心声。育龄妇女在下次月经前 7 ~ 14 天（月经周期的黄体期），会反复出现一系列精神、行为及体质等方面的症状，即经前期综合征，月经来潮后症状迅即消失。由于本病的精神、情绪障碍更为突出，以往曾命名为"经前紧张症"。最常见的症状有疲劳乏力（反应淡漠）、易激动、腹胀气及四肢发胀、焦虑或紧张、乳房胀痛、情绪不稳定、抑郁、渴求某种食物、长痤疮、食欲增加、过度敏感、水肿、烦躁易怒、易哭、喜离群独处、头痛、健忘、出现胃肠道症状、注意力不集中、潮热、心悸及眩晕等。

由于本病的病因及发病机制还不清楚，目前缺乏特异的、规范的治疗方法，主要是对症治疗。因此，要明确症状的主要方面，因人而异，对症施治，包括两个方面。

一是针对病人的心理病理因素，通过卫生宣教，使病人了解出现症状的生理知识，以协助病人改善对症状的反应，再通过调整日常生活节奏、加强体育锻炼、改善营养、减少对环境的应激反应等方法减轻症状。

二是药物治疗。应用调整中枢神经系统神经介质活性的药物，消退心理、情绪障碍；或应用激素抑制排卵，消除乳房胀痛等严重症状。由于这类病人症状较多，采用中医辨证施治效果较好。

四、 不守规矩的朋友——功能性子宫出血

"距离产生美"就是说为友之道需要保持一定的距离，遵守一定的规矩，这样的朋友才受人欢迎。有一种"不守规矩"的月经病表现为月经周期不规律、经量过多、经期延长或不规则出血，这就是我们常说的功能性子宫出血，简称功血，主要由神经系统和内分泌系统功能失调而引起。正常月经周期有赖于中枢神经系统的控制和下丘脑-垂体-卵巢轴的调节及制约。任何内外因素干扰了此轴的正常调节，均可导致功血。根据排卵与否，通常将功血分为无排卵型及排卵型两大类，前者最为多见，占80%～90%，主要发生在青春期及更年期；后者多见于生育期妇女。功血的诊断和治疗专业性较强，女性若有以上月经表现，一定要到正规的医院找专科的医生诊治。

当然不受女性欢迎的老朋友还有很多，如多囊卵巢综合征、月经过多等，此处不再阐述。下面主要谈一谈月经病的预防知识。

五、 注意生活细节，"老友" 才会变成"好友" ——月经病的预防

俗话说："如果想交到好朋友，自己必须先成为好朋友。"对于陪伴女性几十年的"老朋友"，聪明的女人都懂得应该怎么做才能把这个"老朋友"变成"好朋友"。

月经期由于体内丧失了部分血液，经期前后内分泌的波动影响了代谢

和神经调节功能，机体的抵抗力下降；同时，由于阴道内有积血，其正常的酸度降低，子宫颈口又处于张开状态，减弱了阴道、宫颈的抗细菌感染的天然屏障作用；子宫内膜脱落造成的创面亦使子宫腔抗感染的能力下降。因此，月经期应该注意如下几个方面。

1. 清洁卫生　经期要保持外阴清洁，每晚用温开水擦洗外阴，不宜洗盆浴或坐浴，应以淋浴为好；卫生巾、卫生纸要柔软清洁，最好高压消毒后再使用；内裤要勤换、勤洗，以减轻血垢对外阴及大腿内侧的刺激，洗后用开水烫一下，并在太阳下晒干后备用；月经垫子宜用消毒纱布及卫生纸。大便后要从前向后擦拭，以免把脏物带入阴道，引起阴道炎或子宫发炎。

2. 避免房事　月经时，子宫内膜剥脱出血，宫腔内有创面，宫口亦稍微张开一些，阴道酸度降低，防御病菌的能力减弱。如经期时行房事，将细菌带入，容易导致生殖器官发炎。若输卵管发生炎症、粘连，堵塞不通，可造成不孕症。经期行房事也可造成经期延长，甚至崩漏不止。因此，妇女在行经期间应禁止房事，防止感染。

3. 劳逸结合　经期照常工作、学习、从事一般的体力劳动，可以促进盆腔的血液循环，从而减轻腰背酸痛及下腹不适；但应避免重体力劳动和剧烈运动，因过劳可使盆腔过度充血，引起月经过多、经期延长及腹痛腰酸等。经期应保证充足睡眠，以保持充沛精力。

4. 饮食有节　经期因经血耗散，更需充足的营养。饮食宜清淡温和、易于消化，不可过食生冷，因寒使血凝，容易引起痛经、月经过少或突然中断等。不可过食辛辣香燥伤津的食物，以减少子宫充血。要多喝开水，多吃水果、蔬菜，保持大便通畅。

5. 寒暖适宜　注意气候变化，特别要防止高温日晒、风寒雨淋，不宜涉水游泳、用冷水洗脚、久坐冷地等。

6. 勿乱用药　一般妇女经期都会稍有不适，经后即可自行消失，不需用药，以防干扰行经的正常过程。若遇有腹痛难忍或流血过多、日久不止者，需经医生检查诊治为妥，不要自己乱服药物。

第十七节

乳腺癌——危险的"杀手"

"一笑俩酒窝"传神地勾勒出一副甜美女人的可爱形象。但如果连乳房上也出现了"酒窝"，这可不是什么好兆头。乳房悬韧带受到侵害时会收缩、变短，牵拉皮肤形成凹陷，状如酒窝，故称"酒窝症"。如有此症状，应警惕乳腺癌的可能。乳腺癌是女性最常见的恶性肿瘤之一，据资料统计，乳腺癌的发病率占全身各种恶性肿瘤的7%～10%。它的发病常与遗传有关，40～60岁、绝经期前后的妇女发病率较高。乳腺癌是一种严重影响妇女身心健康甚至危及生命的最常见的恶性肿瘤之一，男性乳腺癌罕见，仅1%～2%的乳腺病人是男性。

一、认识乳腺癌的早期症状

乳腺癌的发病率高、危害大，但若早发现、早治疗，约90%病人能生存，所以辨识以下乳腺癌的早期症状就显得尤为重要：

（1）部分早期乳腺癌病人虽然在乳房部位尚未能够触摸到明确的肿块，但常有局部不适感，特别是绝经后的女性，有时会感到一侧乳房轻度疼痛不适，或一侧肩背部发沉、酸胀不适，甚至牵及该侧的上臂。

（2）早期乳房内可触及蚕豆大小的肿块，较硬，可活动。一般无明显疼痛，少数有阵发性隐痛、钝痛或刺痛。

（3）乳房外形改变。可见肿块处皮肤隆起，有的局部皮肤呈橘皮状，甚至发生浮肿、变色、湿疹样改变等。

（4）乳头近中央伴有乳头回缩。乳房皮肤有轻度的凹陷（"酒窝症"），乳头糜烂、不对称，或乳房的皮肤有增厚变粗、毛孔增大现象（"橘皮症"）。

（5）乳头溢液。如溢液呈血性、浆液血性，应特别注意做进一步检查。

（6）区域淋巴结肿大，以同侧腋窝淋巴结肿大最多见。若锁骨上淋巴结肿大，已属晚期了。

如果出现以上一组或几组症状，建议尽快到正规医院找专科医生检查诊治。

二、 怎样让乳腺癌现出原形

随着现代医学的发展，让乳腺癌现出原形已经不是什么难事了，一般我们采取以下措施进行诊断。

第一步，侦查。医学上叫"查体"，首先由全面检查开始，注意胸、腹、盆腔的转移，而后检查乳房。月经来潮后第9~11天是乳腺检查的最佳时间，此时雌激素对乳腺的影响最小，乳腺处于相对静止状态，容易发现病变。检查应先查健侧，后查患侧。视诊：注意双侧乳房是否对称，外形有否异常，皮肤有无炎症样改变及橘皮样水肿等。触诊：检查时五指并拢，用手指掌面及手掌前半部分平放于乳房上触摸，查左侧时用右手，右侧用左手，不要抓捏，触摸顺序是左侧逆时针、右侧顺时针，由内上开始依次内下、外下、外上、乳晕区，以免遗漏。压迫乳晕，观察是否有溢液及其性质。检查锁骨上下、腋窝淋巴结。

第二步，照相。用超声显像检查可清晰地了解乳腺组织的形态、边界，有无肿物，以及肿物的大小、形态、性质（囊性或实性）等情况，为肿瘤良、恶性鉴别提供比较可靠的依据。超声检查无损伤性，可以反复应用。

第三步，CT检查。可用于不能触及的乳腺病变活检前定位，确诊乳腺癌的术前分期，检查乳腺后区、腋部及内乳淋巴结有无肿大，有助于制订治疗计划。

第四步，痕迹追踪，医学上叫作"肿瘤标志物检查"。如同再狡猾的罪犯在作案时也会留下蛛丝马迹一样，细胞在癌变过程中，也会产生、分泌、直接释放细胞组织成分，并以抗原、酶、激素或代谢产物的形式存在于肿瘤细胞内或宿主体液中，这类物质称为肿瘤标志物，可通过癌胚抗原（CEA）、铁蛋白、单克隆抗体等检测。

第五步，突审，医学上叫作"活体组织检查"（简称"活检"），抓到犯罪分子才是最有力的证据，以上各种方法得到的只是间接证据，只有活检所得的病理结果才是乳腺癌诊断的唯一肯定依据。

三、 走出乳腺癌认识的误区

女性的乳腺疾病已经越来越成为人们关心的话题，但仍有不少病人对乳腺癌存在认识上的误区，为此专家特别提醒病人以下说法不可信。

误区一： 乳腺癌是不会遗传的

实际上乳腺癌约有10%来自遗传。

误区二： 乳腺癌病人在治愈之后， 就不必担心再次患病了

虽然早期乳腺癌在治愈5年后进入稳定期，复发可能性不大，但不能排除新发乳腺癌。

误区三： 绝经之后就不会患乳腺癌了

实际上妇女在绝经后仍有患乳腺癌的可能。

误区四： 男性不会得乳腺癌

其实凡有乳腺组织的部位都可能发生乳腺癌，男性也有乳腺导管上皮组织，也可能癌变。

四、 乳腺癌病人的饮食宜忌

乳腺癌病人宜多吃具有抗乳腺癌作用的食物，如海马、抹香鲸油、蟾蜍肉、海带、牡蛎、玳瑁肉、芦笋；多吃具有增强免疫力、防止复发的食物，包括桑椹、芦笋、南瓜、薏苡仁、菜豆、山药、香菇、虾皮、蟹、青鱼、对虾、蛇肉。肿胀者宜吃薏苡仁、丝瓜、赤小豆、芋艿、葡萄、荔枝、荸荠、鲫鱼、鲛鱼、泥鳅、黄颡鱼、田螺。乳房胀痛、乳头回缩者宜吃茴香、葱花、虾、海龙、橘饼、柚子。

忌烟、酒、咖啡、可可，辛椒、姜、桂皮等辛辣刺激性食物，肥腻、油煎、霉变、腌制食物，公鸡等发物。

第十八节

尿路感染——难言之隐

"尿路"，顾名思义就是尿液通行的道路，其上游主要是肾盂，下游主要包括膀胱和尿道。由于人类是直立行走，正常情况下尿液由上而下，使致病菌不易停留、繁殖，故不易引起感染。但是，一旦泌尿、生殖系统发生病理改变，保护屏障的防御功能被破坏，致病菌乘虚而入，就会诱发感染。

一、 尿路感染的表现

尿路感染的临床表现比较广泛，但它们仍有以下共同临床表现。

（1）尿路刺激征，即尿频、尿急、尿痛、排尿不适等症状。这些症状，不同的病人表现出的轻重程度不一。在急性期病人往往较明显，但在老年人、小儿及慢性尿路感染病人，则通常较轻。

（2）全身中毒症状，如发热、寒战、头痛等。主要见于上尿路感染病人，特别是急性尿路感染及伴有尿路梗阻的病人多见。

（3）尿常规检查可有白细胞、红细胞甚或蛋白。

（4）血常规可能有白细胞升高。

（5）尿细菌培养阳性。

二、 尿路感染的一般处理方法

有了尿路感染以后，应注意以下事项。

1. **注意休息** 急性感染期，病人尿路刺激症状明显，或伴发热，应卧床休息，待体温恢复正常后可下床活动。一般急性单纯性膀胱炎病人休息3～5天，肾盂肾炎病人休息7～10天，症状消失的可恢复工作。慢性病人亦应根据病情适当地休息，防止过度疲劳后机体免疫力低下而造成再感染。

2. **饮食与饮水** 根据病人身体情况，给予营养丰富的流质或半流质食物；高热、消化道症状明显者应静脉补液以保证足够热量；增加饮水量，保证体液平衡并排出足够尿量，每天尿量应该在1 500毫升以上，必要时静脉输液以增加尿量。液体补充多排尿多，使尿路得到冲洗，促进细菌及炎性分泌物加速排出，而且可以降低肾髓质及乳头部的高渗状态，不利于细菌的生长繁殖。

3. **对症治疗** 诊断明确、选用适当的抗菌药物后，对高热、头痛、腰痛、便秘等症给予对症处理，如给予清热镇痛、通便缓泻药。小腹有痉挛性疼痛时可给予阿托品、溴丙胺太林等抗胆碱药物解痉止痛；碱性药物，如碳酸氢钠、枸橼酸钠等，也能减轻尿路刺激症状。对贫血、体弱的慢性病人可考虑小量多次输血，以纠正贫血，改善机体状态。

4. 中医药治疗 泌尿感染多属中医淋证的范畴，根据病情可分为以下三种情况。

（1）热淋：主症见尿频、尿急、尿痛、小腹痛等，药用八正散或龙胆泻肝丸加减，或选用中成药消淋败毒丸、三金片等。

（2）血淋：主症见小便热涩刺痛、颜色深红或有血块，药用小蓟饮子合导赤散加减。

（3）气淋：主症见少腹坠胀，尿有余沥，实证选用沉香散加味，虚证选用补中益气汤、八珍汤加味。

以上一般处理方法虽然看似简单，但却是治疗尿路感染、降低复发率的重要环节，在尿路感染的发病率和复发率并未因新型高效抗菌素的问世而降低的情况下，多饮水、勤排尿、注意休息、增加营养更为必要，是目前临床上保证和提高疗效不容忽视的医嘱。

三、 尿路感染的认识误区

尿路感染虽不是大病，很多人却在认识上存在不少误区，综合来看，主要在以下三个方面。

误区一： 概念不清

很多病人经常把泌尿生殖系统感染和"性病"相混淆，不少病人初次发病时情绪极度紧张，担心这是性病或会进一步引发性病。其实，泌尿生殖系统感染与性病的概念是不同的。前者是泌尿生殖系统的非特异性的感染，包括膀胱、尿道、前列腺、附睾、输精管、精囊、睾丸等都有可能发病；后者则是以性接触为主要传播方式的一组疾病，国际上将20多种通过性行为或类似性行为引起的感染性疾病列入性病范畴。准确地说，性病可以引起泌尿系统感染，而泌尿系统感染不一定都是性病。

误区二： 诊疗不明

由于泌尿系统的特殊性，经常存在临床诊断不清的情况。如淋病和非淋菌性尿道炎、前列腺疾病等，这些病症既有单独感染而发病的共同特点，又有交叉感染出现的合并症，容易步入诊断误区，导致用药混乱。此外，一些临床医生经验不足，检验设备及技术达不到要求，或者采集、送检标本操作上的误差等，都可能影响检验报告的准确率，进而影响治疗。

误区三：　用药混乱

泌尿系统感染的用药存在诸多的误区。其中最常见的就是过量使用抗生素或无症状就停药这两个极端。有些人用药存在急于求成的心理，想要"速战速决"，因此就擅自加大药量，殊不知滥用药物尤其是抗生素会破坏体内正常菌群，使细菌耐药性增强而导致疾病无法控制。另外，对于泌尿感染的治疗，最大的误区就是症状减轻或消失便停止治疗，实际上细菌并未被彻底消灭，导致感染反复发作而转为慢性，使身体抵抗力更弱，形成恶性循环。正确的治疗方法是：药量要足，在合理的用药治疗时间内要按疗程持续服用，不可随意中断；注意防治结合，选用一些中成药等进行标本兼治。

四、　预防与保健

尿路感染是人体泌尿系统中比较常见的疾病，引起尿路感染的原因很多，其中日常生活中不注意卫生或是卫生控制不当是重要原因。预防尿路感染应注意以下几个方面。

1. 保持外阴清洁　成人应每天清洗外阴 1 次，勤换内裤。禁用坐浴，因污水容易进入尿道，引起感染。

2. 注意性生活卫生　泌尿系感染的发病原因以性生活卫生习惯不良较为常见，男女一方外阴或阴道、尿道的病菌极容易传给对方，也容易自身感染。

3. 不要憋尿　有尿意时，及时排尿，不要憋尿，每晚临睡前排空膀胱。

4. 清除入侵病菌　积极治疗感染性疾病，如扁桃体炎、胆囊炎、盆腔炎、阑尾炎、前列腺炎等，杀灭已经侵入泌尿道的病菌。多喝开水，增加尿量，使尿液不断地冲洗泌尿道，尽快排出细菌和毒素。

5. 补充维生素 C　维生素 C 能提高尿液的酸度，使各种诱发尿道感染的细菌不易生存。所以，多喝橙汁、柠檬汁、猕猴桃汁之类的富含维生素 C 的饮料对预防尿路感染有益。

6. 坚持大量饮水　每天大量饮水，每 2 ~ 3 小时排尿 1 次，可降低尿路感染的发病率。

由于女性的尿道较男性短且宽弛，女性的尿道口与阴道、肛门距离很近，无论是阴道还是肛门周围，都有大量细菌，阴道的分泌物也是一种较好的培养基，使细菌更容易繁殖，加之女性有经期和妊娠期，所以女性更容易患尿路感染，也更应该加强尿路感染的预防。

五、 尿路感染的食疗方法

饮食既可充饥提供营养，也可防病治病。"医食同源、药食同源"是中医学的特色。在综合治疗尿路感染时配合食疗，不仅可以利用饮食的特殊药性直接治疗疾病，还可以增强体力为其他治疗创造有利条件，并促进疾病康复。常用的食疗方如下。

1. 绿豆粥　绿豆 50 克，粳米 50 克，白糖适量。将绿豆洗净，用水浸泡 8 小时，大火炖沸后改用小火煮至绿豆破裂，加入粳米继续熬煮至烂。加入白糖。每天 2 次，每次 1 碗，作为早餐及午后点心食用。夏季可作为冷饮频食。适应证：小便不通、淋沥。

2. 鸡头粥　粳米 50 克，鸡头米（芡实米，为芡实的种仁）30 克。将鸡头米研碎同粳米一起煮粥。早晚食用。适应证：脾虚小便频数、尿浊。

3. 玉米须车前饮　玉米须 50 克，车前子 20 克，生甘草 10 克。车前子用纱布包好，与玉米须、生甘草一起置砂锅内，用 500 毫升清水煎取汁液 400 毫升，每天 3 次。适应证：急慢性尿道炎、膀胱炎，湿热引起的小便不利等症。注意：孕妇忌服。

第十九节

失眠者的记忆

睡眠是人生命的基本需要，充足的睡眠可使人消除疲劳，恢复体力。可就是这个基本需求，对有些人却成了奢侈品，他们躺在床上就是睡不着，翻来覆去地想一些乱七八糟的事，心静不下来，长年累月地践行着"晚上就比白天黑"的真理。毫无疑问，他们失眠了！

一、 是谁偷走了我的睡眠——失眠的原因

中医认为，睡眠有赖于卫气正常运行，卫气昼日行于阳、夜半行于阴。若阳气尽、阴气盛，则进入睡眠状态；若卫气独卫其外，只行于阳而不得入于阴，致阴阳不交，就会出现失眠。为什么会出现这种"卫气独行于外而不入阴"的情况？现代医学认为有以下几方面原因。

1. 心理、精神因素 心理因素如焦虑、烦躁不安或情绪低落、心情不愉快等都是引起失眠的重要原因。生活的打击、工作与学习的压力、未遂的意愿等，会使人产生心理和生理反应，导致神经系统功能异常、大脑功能障碍，从而引起失眠。

2. 个体因素 不良的生活习惯，如睡前饮茶、饮咖啡、吸烟等；或服用中枢兴奋药物，如含苯丙胺的减肥药等；长期服用安眠药，一旦戒掉，也会出现戒断症状——睡眠浅，噩梦多；对失眠过度恐惧，有的人对睡眠的期望过高，认为睡得好，身体就百病不侵，睡得不好，身体上易出

各种毛病，这种对睡眠的过分迷信，增加了睡眠的压力，容易引起失眠。

3. 环境因素　常见的是睡眠环境的突然改变。环境的改变，会使人产生生理上的反应，如乘坐车、船、飞机时睡眠环境的变化；卧室内强光、噪声、过冷或过热，都可能使人失眠。有的人对环境的适应性强，有的人则对环境非常敏感，适应性差，环境一改变就睡不好。

4. 生理因素　导致失眠常见的疾病有心脏病、肾病、哮喘、溃疡病、关节炎、骨关节病、肠胃病、高血压、睡眠呼吸暂停综合征、甲状腺功能亢进、夜间肌阵挛综合征、脑疾病等。

二、 一觉睡到大天亮——失眠的预防

如果以每天睡眠 8 小时计算，人的一生有 1/3 的时间是在睡眠中度过的。睡眠的好坏与人的心理和身体健康息息相关。要想一觉睡到大天亮，应注意以下事项。

1. 选用合适的卧具　以木板床为宜，上垫床褥，宜柔软、平坦、厚薄适中，过厚易引起虚热内生，过薄则易受寒气侵袭，都令人夜寐不安。被子、床单、枕头均须整洁，使人感到舒适。枕头宜有适度弹性，如木棉枕、稻草枕、蒲绒枕、散泡沫枕等。在夏季，枕头要经常翻晒，以免让病菌进入口鼻，引起肺部疾病。

2. 用合适的睡眠姿势　以右侧卧为好，可有利于肌肉组织松弛，消除疲劳，帮助胃中食物朝十二指肠方向推动，还能避免心脏受压。右侧卧过久，可调换为仰卧。舒展上下肢，将躯干伸直，全身肌肉尽量放松，保持气血通畅，呼吸自然平和。脑部因血压高而疼痛者，应适当垫高枕位；肺部疾病垫高枕位，还要经常改换睡侧，以利于痰涎排出；胃部胀满和肝胆疾病患者，以右侧位睡眠为宜；四肢有疼痛者，应力避压迫痛处。总之，选择舒适、有利于病情的睡位，有助于安睡。

3. 正确理解睡眠的时间　睡眠时间一般应维持在 7～8 小时，但不一定强求，应视个体差异而定。入睡快而睡眠深、一般无梦或少梦者，睡 6

小时即可完全恢复精力；入睡慢而睡眠浅、常多梦噩梦者，即使睡上 10 小时，仍难精神清爽。有一些"失眠担心症"病人，开始时是偶然事件造成的偶然睡不着，后来则是因为担心失眠而导致失眠，越失眠就越担心，越担心就越失眠，形成恶性循环并深陷其中无法自拔。所以我们要的是睡眠的质量而不是睡眠的时间长度。

4. 营造适宜的睡眠环境　一个安静、清洁舒适的睡眠环境是获得良好睡眠的先决条件。卧室宜保持光线黑暗和安静，室内温度不宜过冷过热，湿度不宜过高过低。睡前开窗通气，让室内空气清新、氧气充足，但睡时应关闭门窗以避免噪声和冷风进入卧室。

5. 定期运动、面对压力　每天做中等量的运动，适度的运动可以缓和交感神经系统，是改善睡眠障碍的良方。定期运动不但有助于缓解压力、减少梦中惊醒、减轻失眠症状，而且可以延长深睡眠的时间，但需要注意的是，运动不要在晚上做，因为运动会升高体温，促进肾上腺素的分泌，使人精神振奋、难以入睡。

6. 建立自身的睡眠周期　每个人都有自己特定的睡眠周期，可选择最合适的睡眠时间及方式，以养成规律性的生理时钟。应遵循有规律的睡眠时间表，每天同一时间睡觉，同一时间起床，周末亦应如此。最好是晚上 10 点以前睡觉，早上 6 点起床。这是最合乎自然规律的睡眠时间，中午有可能再睡 15 ~ 30 分钟，就更好。

7. 选择合适的晚餐食物　晚餐应多吃清淡的食物，如新鲜蔬菜、水果，少吃刺激性食物。睡前勿进食，睡前进食，特别是进食油腻之品，会增加胃肠的负担，致横膈肌向上抬，胸部受压，腹部胀满，易引起多梦、说梦话、发梦魇。

8. 睡前少饮水先小便　如果没有心脑血管疾患，则应睡前少饮水，解小便后再上床，以避免膀胱充盈，增加排便次数。更不要喝含咖啡因和酒精的饮料。

三、 走出失眠的误区

误区一： 治疗失眠靠吃药

病急乱投医、乱服药、滥用所谓保健品。安眠药可不能乱吃！服用安眠药后的睡眠不同于生理睡眠，属于被动睡眠。因此，服药后即便整夜入睡，醒来依然会感觉疲乏。人们在日常生活、工作、学习中有几天失眠是难免的，不要一见失眠就立即服用安眠药。如果失眠持续2周以上，并出现白天明显不适症状，甚则影响工作或学习，可去正规医院失眠专科就诊。

误区二： 睡眠改善后， 立即恢复原来紧张的工作

这样可能会导致病情复发，最好有一个相对安静的生活、工作环境过渡一下，巩固一个阶段，这样才有利于减少病情的复发。

误区三： 睡眠时间决定生命质量

每天强制睡够8小时。其实偶尔一两次睡眠时间不够并不会产生太大影响，因此，不要唯恐睡眠时间不足而精神紧张，这样反而更睡不好，甚至导致恶性循环。

四、 失眠的饮食调理

食疗是比安眠药更能医治失眠的方法，下面就推荐一些有助睡眠的食疗方。

1. 黄连阿胶鸡子黄汤　适用于阴虚火旺、虚烦失眠，或热病、失血后阴虚阳亢失眠。黄连5克，生白芍10克，煎水100毫升，去渣，兑入烊化的阿胶汁30毫升，候温，取新鲜鸡蛋2枚，去蛋清，将蛋黄入药汁搅拌，每晚临睡前顿服。

2. 百合粥　适用于心阴不足之虚烦不眠（口干、干咳）。生百合100克，粳米100克，洗净，加水1 000毫升，煮至米烂，日服2次。

3. 酸枣仁粥　酸枣仁50克，捣碎，浓煎取汁。粳米100克，加水煮粥，煮至半熟时，加入酸枣仁汁同煮，至粥成，趁热服食，可根据个人口味加糖。

4. *磁石肾粥* 适用于肾阴虚弱肝阳上亢之失眠、心悸不安、头晕耳鸣、高血压（老年人）。磁石 60 克，打碎，煎煮 1 小时后，去渣；猪肾 1 个，去筋膜，洗净切片；粳米 100 克，洗净，加磁石水，煮至半熟时加入猪肾片，再煮至米烂肉熟，日服 1 ~ 2 次。

第二十节

癌症的早期识别和预防

原子弹产生高温和冲击波能在瞬间将一个城市变成地狱，可是经历这样不幸的人毕竟是少数，而现实生活中每年都有很多人遭受"人体原子弹"——癌症的折磨，这种疾病带来的痛苦和高死亡率，让人们谈癌色变。由于现代治疗手段的局限，我们多了解和掌握一些辨识癌症和预防癌症的知识，无疑是最明智的选择。

一、 读懂癌症的早期信号

任何一种病，在发病前夕总会表现出某些信号。透过这些信号，就可能早期发现、早期治疗，从而提高治愈率。这点对于癌症尤为重要。那么常见癌症的早期信号有哪些呢？

信号一： 进食困难

进食吞咽时胸骨后有异物梗塞感、刺痛感，或自觉食物通过缓慢、胸骨后闷胀不适、食管内有异物感，或上腹部疼痛，这是食管癌的首发信号。

信号二： **乳房异常**

非怀孕和哺乳的妇女，乳头流水或能挤出液汁；或能触摸到肿块，且年龄在 40 岁以上的女性，应考虑乳腺癌的可能。

信号三： **刺激性咳嗽**

刺激性咳嗽久咳不愈或有血痰，经抗生素、止咳药治疗不能很好缓解，且逐渐加重，偶有血痰和胸痛发生。此种咳嗽常被认为是肺癌的早期信号。

信号四： **鼻涕带血**

鼻涕带血，特别是晨起鼻涕带血，往往是鼻咽癌的重要信号，鼻咽癌除鼻涕带血外，还常有鼻塞，这是由于鼻咽癌癌块压迫所致。

信号五： **阴道异常出血**

中年以上的妇女，性交后阴道有少量出血，或平时有不规则的阴道出血，或停经数年后又来月经，白带明显增多，可能是宫颈癌的信号。

信号六： **上腹部疼痛**

上腹部疼痛，人们习惯上叫它"心口疼"。平时一向很好，逐渐发现胃部（相当于上腹部）不适或有疼痛，服止痛、抗酸药物不能缓解，持续消化不好，此时应警惕胃癌的发生。

信号七： **腹痛、 下坠、 便血**

凡是 30 岁以上的人出现腹部不适、隐痛，腹胀，大便习惯发生改变，有下坠感且大便带血，继而出现贫血、乏力、腹部摸到肿块，应考虑大肠癌的可能。

信号八： **右肋下痛**

右肋下痛常被称为肝区痛，此部位痛常见于肝炎、胆囊炎、肝硬化、肝癌等。肝癌起病隐匿，发展迅速，有些病人右肋下疼痛持续几个月后才被确诊为肝癌。所以右肋下痛应视为肝癌的信号。

信号九：　头痛、　呕吐

头痛等多发生在早晨或晚上，常以前额、后枕部及两侧明显。呕吐与进食无关，往往随头痛的加剧而出现。头痛、呕吐是脑瘤的常见临床症状，应视为颅内肿瘤的危险信号。CT检查有助于确诊。

信号十：　长期不明原因的发热，　无原因的明显消瘦

长期不明原因的发热应疑是造血系统恶性肿瘤的信号。癌细胞不断生长，摄取人体大量营养物质，成为一种慢性消耗，所以若不明原因的明显消瘦应考虑做癌症筛查。

需要说明的是，以上种种症状仅仅是可疑信号，而不是确诊的全部依据。如果出现了上述可疑信号，既不能草木皆兵，也不可掉以轻心。应及时去医院就诊，并进行必要的检查，以免贻误病情，造成终生遗憾。

二、"惹不起，　要躲得起"　——癌症的预防

俗话说："惹不起，我躲得起。"对癌症我们就需要这种态度，至于怎么躲，这也是有讲究的。

（一）　癌从口入，　从口防癌

1. 要忌口

（1）不吃发霉变质的食品。黄曲霉毒素与肝癌的关系很密切，黄曲霉毒素最容易污染的食物是花生和玉米。

（2）减少脂肪摄入。目前较一致的看法是高脂肪饮食促进结肠癌及乳腺癌的发生，所以，平时应尽量减少脂肪的摄入。

（3）不大量长期食用烟熏食品和腌制食品。

（4）不酗酒。已经证明可能与饮酒有关的癌症有食管癌、胃癌、肝癌、直肠癌、胰腺癌等。

（5）不吸烟。有研究表明，抽烟的人发生肺癌的可能性要比不抽烟的人高 8～12 倍。

2. 要会吃

（1）多吃卷心菜科的蔬菜。研究显示，这类蔬菜如卷心菜、菜花、芥菜、菜心和芥蓝花，能预防肺癌、胃癌、结肠癌及大肠癌。

（2）多吃高纤维素食物。高纤维素饮食能预防结肠癌。水果、蔬菜、糙米、全麦面包、谷类食物和其他面粉制品都含有丰富的纤维素。

（3）选择含有维生素 A 的食物：维生素 A 能预防食管癌、喉癌和肺癌。蛋黄、肝、牛奶和奶酪都含有维生素 A。但这些食物只应摄取中等分量，因为它们的脂肪和胆固醇含量都很高。

（4）选择含有维生素 C 的食物。维生素 C 能预防食管癌和胃癌，新鲜果蔬中就含有天然的维生素 C，如番石榴、橙子、葡萄、榴莲、芒果、西瓜、黄梨、杨桃和所有的绿叶蔬菜。

（二）　坚持运动

坚持运动是最经济实惠的防癌方法。只要每天运动 30 分钟、每周坚持 5 天即可。健走、跳舞、骑单车、爬楼梯等各种运动都可以。运动可以调整血液中胆固醇与雌激素的含量，帮助女性对抗与荷尔蒙相关的癌症，如卵巢癌、子宫内膜癌。加拿大研究发现，女性若有规律地适度运动患卵巢癌的风险可降低 30%。运动的另一个好处是促进肠蠕动，减少粪便积存停留在肠中的时间，降低罹患大肠癌的风险。

（三）　学会进行自我检查

这是对某些浅表肿瘤早期发现的好办法，如乳腺癌。其他容易发现肿块的地方是颈部和腹股沟部，应该常自己摸一摸这些部位，若能摸到硬块，应及时到医院检查，以确定肿块性质，及时进行处理。

（四）　生活在一个安全、 健康的环境

现代社会是一个工业社会，许多因素可以致癌，我们要远离一些常见的致癌物质，归纳起来大致有如下几方面。

（1）亚硝胺类化合物。这是一类致癌性较强的化学致癌物质，能诱发肝癌和食管癌。亚硝酸盐在变质的蔬菜和食物中含量更高。亚硝酸盐还是鱼类及肉类的防腐剂、着色剂和腌制剂的成分，故在熏鱼、腌肉和火腿中含量较多。

（2）多环芳烃类化合物。它们是煤焦油中主要的致癌成分，还广泛存在于煤烟、沥青、煤炭及内燃机排出的废气中。污染的大气之所以致癌，亦与此有关。

（3）某些染料和色素。

（4）金属致癌物。目前比较肯定有致癌作用的金属有铬、镍。

（5）其他致癌物质。如石棉、农用杀虫剂、有机磷农药等。

（6）放射线。

三、 癌症的认识误区

误区一： 患癌后坐等死亡

许多患上癌症的人会这么说："那么多的明星，还有当大官的，得了癌症还不是死?"一些病人认为，得了癌症最终是死亡，不如将钱花在吃吃喝喝、游山玩水上。实际情况是，虽然一般有钱有权的人有更好的治疗条件，但是每个人的病况、身体素质及对待疾病的心态不同，因此，治疗的效果也不同，不能拿钱和权来衡量生命的长短。科学实验证明，积极的心理状态能增强大脑皮质的功能和整个神经系统的张力，使人体的抗病能力大大提高。

误区二： 轻信"秘方"， 盲从广告， 迷信气功

一些人迷信"秘方""偏方"，结果病越"治"越复杂。专家建议，不要轻信"秘方""偏方"等谣传和广告，否则，到头来可能使癌症病人不但经济拮据，病情也被耽误了。就算所谓"偏方"对某些人有一定的疗效，但一种药物治好一个病人不等于能治好全部病人，癌症治疗多采用综合治疗和个性化治疗，每一种疗法的偏重面和有效率均不同，一种药能包治全部癌症是不可能的。另外，练气功作为一种康复手段，对康复期的癌症病人，能起到适度的体力锻炼作用和良性的心理调节作用，但光练气

功是不能治好病的，还要结合正常的医药治疗，而且气功也不是随便练的，练不好容易走火入魔。

误区三：　迷信专家

有些人患了癌症，急于抓到一根救命稻草，认为是医生就是权威，医生说一就是一。还有的听说某位专家在治疗癌症方面有造诣，就认准其为自己治疗。这样很容易上当受骗、贻误病情。事实上，即便是真正优秀的癌症学专家，也只是在癌症治疗的某些领域有造诣，而且不同的人也会有不同的研究侧重和治疗擅长点。因此，应根据疾病及治疗方法和时机的不同，选择合适的专家。

四、　癌症病人的饮食调理

由于癌症病人的情况千差万别，不可能有一个对所有病人都适用的食谱，但癌症病人的饮食一般应遵循以下共同原则。

（1）多吃易消化吸收并含蛋白质丰富的食物。这类食物包括牛奶、鸡蛋、鱼类、豆制品等。这些食物不但有提高癌症病人机体抗癌能力的作用，还有调整癌症病人体内蛋白质代谢的作用，从而防止病人在放疗后发生蛋白质代谢紊乱。

（2）进食适量的糖类，以便为机体补充足够的热量。用大剂量放射线进行治疗的病人，其体内的糖代谢会遭到破坏，使血糖含量下降。所以，接受放疗的病人应适当吃些含糖量高的食物。含糖丰富的食物包括蜂蜜、马铃薯等。必要时，还可通过静脉注射葡萄糖的方法来纠正低血糖。

（3）多吃有抗癌作用的食物，如甲鱼、菜花、卷心菜、西兰花、芦笋、豆类、蘑菇类、海参、黑木耳、大蒜、海藻及芥菜等。

（4）多吃含维生素丰富的食物。维生素 C 和维生素 A 有阻止细胞癌变和防止癌细胞扩散的作用；维生素 E 具有促进正常细胞分裂和延迟细胞衰老的作用；维生素 B_1 有增强病人食欲及降低放射治疗不良反应的作用。因此，癌症病人应多吃些含维生素多的食物，如新鲜蔬菜、水果、芝麻油、豆类及动物内脏等。

第二十一节

关注更年期

中医讲天人相应，自然界一年四季的变化在人生当中也有相对应的各个阶段。秋天正是一年中季节转换较为剧烈的时期，一会儿秋高气爽、艳阳高照，一会儿秋风瑟瑟、秋雨连绵。人类在中老年的交替时期也是一生当中的多事之秋。

一、 什么是更年期

中医学以女子七岁为一个周期，以男子八岁为一个循环。《黄帝内经》上说：女子"六七三阳脉衰于上，面皆焦，发始白。七七任脉虚，太冲脉衰少，天癸竭，地道不通，故形坏而无子也"。男子"五八肾气衰，发堕齿槁。六八阳气衰竭于上，面焦，发鬓斑白。七八肝气衰，筋不能动，天癸竭，精少，肾脏衰，形体皆极。八八则齿发去"。揭示了肾气亏虚、天癸渐竭（性腺分泌功能的降低）是人到中年后盛极而衰的内在原因和基本规律。现代医学将这段时期称为"更年期"。对女性来说，更年期是指卵巢功能从旺盛状态逐渐衰退到完全消失的一个过渡时期，包括绝经期和绝经前后的一段时间；对男性来说，更年期是指 50～60 岁这一阶段。女性更年期的症状更加明显。此处重点介绍女性更年期。

女性更年期是妇女从性成熟期（生育期）逐渐进入老年期的过渡阶

段总称。可分成绝经前期、绝经期（月经停止）和绝经后期（月经停止1年以后），并以卵巢功能的逐渐衰退至完全消失为标志。更年期是人体衰老进程中的一个重要而且生理变化特别明显的阶段。90%以上的妇女都会出现不同程度的症状，典型的症状如下。

1. **潮热** 这是更年期女性经常遭遇的症状。

2. **心悸** 也就是心慌，也是更年期最常见的症状之一。

3. **精神、神经症状表现异常** 如健忘、偏执、情感倒错、情绪不稳、迫害妄想、焦虑、多疑、感觉异常、自觉无能和厌世感。部分病人呈躁狂、思维错乱和精神分裂症。

4. **腰酸背痛** 这是更年期妇女骨质疏松的早期症状。

二、 怎么知道得了更年期综合征

年龄在45~55岁的妇女，如果出现烘热汗出的典型症状，或伴有烦躁易怒、心悸失眠、胸闷头痛、情志异常、记忆力减退、腰腿酸痛等症状，应考虑更年期综合征。为避免误诊，有必要做以下检查。

1. **内分泌测定** 进入更年期的病人内分泌会有以下变化：雌二醇（E_2）降低，促卵泡激素（FSH）、促黄体素（LH）增高。

2. **血液生化检查** 包括血钙、磷、血糖、血脂、尿素氮（BUN）、肝肾功能。

3. **影像学检查** 包括骨密度、骨皮质厚度单/多束光吸收测量、CT和磁共振（MRI）检查。重点是确诊骨质疏松症。

4. **全身查体** 注意有无心血管疾病、肝肾疾病、肥胖、水肿、营养不良及精神神经系统功能状态异常。妇科查体应做常规宫颈细胞学检查，并注意有无性器官炎症、肿瘤。有绝经后流血者，应做分段诊刮和内膜病检。细胞学异常者，应做宫颈多点活检和颈管搔刮。卵巢增大者，应注意排除肿瘤。

三、 更年期综合征的治疗

随着更年期的到来，各种疾病也蜂拥而至，给个人、家庭及社会都带来很多问题。治疗更年期综合征除了个人提前预防、家人及社会给予更多的理解和关爱，药物治疗也是必不可少的一种方式。

1. 药物疗法　包括 α_2 受体激动剂、β 受体阻断剂、镇静剂、抗焦虑剂和抗抑郁剂及性激素等。以上药物一定要在医生指导下服用，千万不能胡乱应用，以免产生不良后果。

2. 精神心理保健和全身疾病的防治　更年期妇女身心保健是全社会的任务。更年期妇女应积极防治更年期易患的身心疾病，加强自我保健，以降低更年期综合征的发生率。

3. 中药治疗　中医认为，更年期综合征多由于年老体衰，肾气虚弱，或受产育、精神情志等因素的影响，使阴阳失去平衡，引起心、肝、脾、肾等脏腑功能紊乱所致。辨证分型包括肝肾阴虚、心肾不交、肝气郁结、脾肾阳虚、肾阴阳俱虚等类型，可在专科医生的指导下辨证用药。

四、 男人也有更年期

成年男性随着年龄的增加，雄激素的生成呈进行性下降，并出现一系列相应的临床症状，这一现象被称为男性更年期综合征，主要是由睾丸功能退化所引起的。睾丸的退化萎缩是缓慢渐进的，因此，雄性激素分泌减少也是缓慢的，精子的生成在更年期也不完全消失。男性更年期来得较晚，出现的时间很不一致，发病年龄一般在 55 ~ 65 岁，临床表现轻重不一，轻者甚至无所觉察，重者影响生活及工作，病人感到很痛苦。

男性更年期综合征常见的症状如下。

1. 精神症状　主要是性情改变，如情绪低落、忧愁伤感，或精神紧张、喜怒无常，或胡思乱想、缺乏信任感等。

2. 自主神经功能紊乱　主要是心血管系统症状，如心悸怔忡、血压波动、头晕耳鸣、烘热汗出；胃肠道症状，如食欲不振、大便时秘时泄；神经衰弱表现，如失眠、易惊醒、健忘、反应迟钝等。

3. 性功能障碍　常见性欲减退、阳痿、早泄、精液量少等。

4. 体态变化　全身肌肉开始松弛，皮下脂肪较以前丰富，身体变胖，显出"福态"。

男性更年期综合征的治疗主要用睾酮的替代疗法和中医药治疗，这都需要在专科医生的指导下进行，此处不再赘述。

五、 怎样预防更年期提前

（1）创造丰富多彩的生活。不仅要把生活安排得有节奏，适当增加业余爱好，如养鱼、养花、绘画、下棋、听音乐等；同时还应增加生活的情趣，保持良好的大脑功能，增进身心健康，对预防本病大有裨益。

（2）在生活上有规律地安排起居生活，坚持适当的体育锻炼和劳动，以改善机体血液循环，维持神经系统的稳定性。

（3）提前认识本病，做好心理准备。正确认识本病的发病原因及其转归，了解其临床表现，为预防本病的发生打下良好的基础，即使提前出现早期临床症状，也不会因此而紧张不安。反之，则不然。

（4）正视负性生活事件。正确对待突发事件如丧偶、亲人离别、患病等，对更年期妇女来说甚为重要，遇事要注意保持镇静，以自身健康为重，切不可忧心如焚、不思后果，从而诱发或加重本病。处理好家庭、社会关系，家庭和睦是全家人的幸福，也是预防本病的重要因素。

六、 走出更年期综合征认识的误区

误区一： 女性更年期症状只是潮热、 盗汗和情绪波动

在中国，60%～80%的妇女会发生更年期综合征。在更年期的早期，困扰妇女日常生活的症状主要是月经失调、潮热盗汗、情绪抑郁、多疑易怒。在更年期的后期，泌尿生殖道萎缩、性生活困难、骨质疏松和其他老

年病会给妇女生命带来严重危害。

误区二： 女性更年期是自然生理过程， 顺其自然就可以了， 不需要治疗

更年期综合征是指妇女在经历更年期阶段时会有轻重不同的症状表现。当然更年期妇女加强自我保健、养成良好的饮食习惯、调整情绪、进行适当的体育锻炼，这些都是必需的；但症状严重者也应积极就医，在专业医生的指导下进行有效的治疗（激素补充疗法是其中重要的一个部分）。

误区三： 把激素治疗当成永葆青春的灵丹妙药

激素治疗是更年期治疗总体预防措施的一部分，但不是唯一的手段，改变生活方式（如戒烟和不酗酒）也是其中重要的一环。更年期女性应在专业医生的指导下进行激素的补充治疗，因盲目怕衰老而滥用激素治疗，将增加发生不良反应的风险。

七、 更年期综合征食疗

1. **莲子百合粥** 莲子、百合、粳米各 30 克同煮粥，每天早、晚各服 1 次。适用于绝经前后伴有心悸不寐、怔忡健忘、肢体乏力、皮肤粗糙者。

2. **甘麦饮** 小麦 30 克，大枣 10 枚，甘草 10 克，水煎。每天早晚各服 1 次。适用于绝经前后伴有潮热出汗、烦躁心悸、忧郁易怒、面色无华者。

3. **杞枣汤** 枸杞子、桑椹、大枣各等份，水煎服，早、晚各 1 次；或用淮山药 30 克、瘦肉 100 克炖汤喝，每天 1 次。适用于更年期有头晕目眩、饮食不香、困倦乏力及面色苍白者。

4. **赤豆薏苡仁大枣粥** 赤小豆、薏苡仁、粳米各 30 克，大枣 10 枚，每天熬粥食之。每天 3 次。适用于更年期有肢体水肿、皮肤松弛、关节酸痛者。

第二十二节

前列腺的自述

"大会不发言，小会不发言，就前列腺发炎。"说的就是我——前列腺。在人们的印象中我是一个不干什么好事的捣乱分子，唯恐避我不及，意欲除我而后快！冤哪！太冤枉了我！今天借这个机会，我就做一下自我介绍，消除人们对我的误解，彻底洗刷长久以来人们给我造成的"不白之冤"。

一、 掀起我的盖头来——认识前列腺

我的长相就像一个成熟的板栗，我的三围是：横径约 4 厘米，垂直径约 3 厘米，前后径约 2 厘米。我家住在直肠前面、耻骨联合下缘耻骨弓的后面、膀胱的下面、尿生殖膈之上，是男人最大的副性腺。尿道从我身体中间穿堂而过，左右射精管就像我头顶上的两个羊角辫。由于我扼守泌尿系统和生殖系统的交通要冲，地理位置十分重要，上帝造人时候特意为我罩上了被膜，这就相当于给我穿上了盔甲，帮我抵抗外界的干扰和侵害。这本来是好事，但就是这身盔甲引来了无数的误解和伤害，后面我会有具体的控诉。

二、 人若犯我， 我不得不犯人——慢性前列腺炎的病因

我年轻时的性格特点绝对是"眼睛不掺沙子"的那种，如果主人懂

得关心和爱护我，那我就恪尽职守，默默无语，不再发炎了；若主人长期虐待我而浑然不觉，那我就不得不发炎了。例如，主人长期饮酒无度，或嗜食辛辣，刺激得我浑身难受；主人频繁的性生活不给我片刻的休息时间，我再不发炎都累死了；更让我不可接受的是主人隔三差五来次"淋病""支原体感染"什么的，再加上胡乱应用抗生素，导致耐药病菌顺着尿道来感染我，逼得我不得不发炎。"城门失火，殃及池鱼。"当我的邻居们如直肠、结肠、膀胱、尿道发炎时，致病菌可以通过直接蔓延、血行感染、淋巴感染等途径让我发炎。其实我发炎并不是坏事，我在抗议主人"暴行"的同时，也是在告诉主人赶紧治疗我才能转危为安。

三、 教你解我风情——慢性前列腺炎的表现及治疗

我得慢性炎症的症状多样，轻重亦千差万别，有些可全无症状，有些则浑身不适。常见的症状大致有以下几种。

1. 湿热下注型　主要表现为排尿不适，可出现阴囊潮湿、尿频、尿痛，以及尿液混浊或尿道滴白、红肿等症状。这大多表明和细菌感染有关，中医称之为湿热下注。这时候只需及时规范地应用抗菌药（可选用磺胺类、喹诺酮类、大环内酯类等），同时配合清热利湿、活血通淋的中药（可选用八正散加减）就行了。

2. 气滞血瘀型　表现为小腹胀痛、会阴及肛门部不适，有时会向阴囊、睾丸、腹股沟等处转移。这大多表明感染没有得到及时控制，有进一步深入的可能。此时在合理应用抗生素的同时应配合行气活血、除胀止痛的中药（可选用少腹逐瘀汤加减），也会收到满意的效果。

3. 肝肾阴虚型　表现为阳痿、早泄，或伴乏力、头昏、失眠、腰酸及男性不育症。这表明我得的是无菌性炎症，或得病时间较长，我已经很疲劳了，对抗生素已经不敏感了，这时我需要的是滋阴补肾、益气养血的中药（可选用左归丸加减）。

这样一说很简单吧，信息传递得也很明确。可我遇到的一些糊涂的主

人就是"不解风情"，要么把我放在高温下加热，要么胡乱地运用消炎的药物，或者直接给我打针，让我苦不堪言，最后还骂我为"该死的前列腺"，你说我有多冤哪！其实主人只要按照我告诉他的信息治疗，我会很快恢复健康，继续为他服务。

四、 我年老时也会"发福" ——前列腺增生

我老年时会得一种"肥胖病"，医生叫我"前列腺增生"。这时我就会引起膀胱尿道口梗阻或压迫尿道前列腺部，引起尿频、排尿困难，甚至尿潴留，给主人生活造成很多困难。西医常用以下药物帮我治疗：①抗雄激素类药，如孕酮、己烯雌酚等，能使我的体积变小和改善尿流率；②α受体阻断剂，如盐酸酚苄明（竹林胺）、盐酸特拉唑嗪（高特灵）、盐酸坦索罗辛（哈乐）等，能缓解尿路梗阻症状；③$5\alpha$-还原酶抑制剂，如非那雄胺（保列治），能阻断睾酮转化为双氢睾酮，从而阻止我继续增生。若增生严重，那就要靠手术解决问题了。中医称我的增生为"癃闭"，认为是由肾虚血瘀引起的，常用桃仁、红花、当归、赤芍、地龙、菟丝子、补骨脂等治疗，能改善尿流症状；另外，还有激光治疗、冷冻治疗、放置记忆合金支架、汽化电切等方法。以上方法各有优劣，我希望医生们能找到更好的方法，以便我能为主人更好地服务。

五、 几句逆耳忠言——前列腺疾病治疗的注意事项

为了我能更好地为你服务，亲爱的主人请你听从以下劝告。

1. 禁止前列腺注射　如果你想长命百岁，让我终身为你服务，请你不要胡乱往我身上打针。前面我已告诉你了，因为我很重要，上帝特意为我穿上了"盔甲"（被膜），现在有些医生以这身盔甲阻碍药物进入我体内为由，随意对我进行穿刺、注射，殊不知在药物进入我体内的同时把一些细菌、病原体也带了进去，造成我的重复感染，加之我的位置较深，直接注射并非易事，穿刺可造成我周围组织损伤并引起血尿。反复多次的

穿刺还会造成我的纤维组织增生和我的身体硬化，肛诊时体内可扪及硬结，或扪及我坚硬的身体。纤维组织增生会造成病灶被分离、包绕，抗生素更难透入，且会使前列腺液的排出困难。另外，由于前列腺注射疗法是对我的身体直接进行抗生素给药，长期反复应用容易导致我产生抗药性，使炎症愈发难以治愈。故这种损伤我的治疗，是我深恶痛绝的。

2. 慎用经尿道的治疗　如果你还想保全男性功能的威猛和重振男人的雄风，请你不要轻易做经尿道给药或加热的治疗，因为尿道是保护男性生殖和泌尿系统的重要屏障，经尿道的治疗会对尿道黏膜造成损伤，增加生殖泌尿系统感染的机会。

3. 不要乱用壮阳药　如果在你还没有确诊是否患了前列腺炎，请你不要使用任何药物特别是补肾壮阳类药物治疗。

4. 防止滥用抗生素　如果你还没有确诊属于哪一类型的前列腺炎，请千万不要使用抗生素治疗。

六、 拨云见日——前列腺认识的几个误区

误区一： 慢性前列腺炎跟前列腺增生是一回事

经常有病人将这两者混为一谈，而且还有不少病人担心慢性前列腺炎会直接引起前列腺增生，这些认识都是不对的，因为慢性前列腺炎和前列腺增生是两种性质完全不同的疾病，病因、病理各异，二者不存在必然的联系。

误区二： 只有抗菌药才能治好慢性前列腺炎

慢性前列腺炎有一大部分是属于无菌性的，只有小部分是由一些病原微生物引起的，因此，采用抗菌药来治疗，不一定都能取得良好效果。

误区三： 前列腺炎是性病

前列腺炎是男性生殖系统最为常见的炎症疾病。因其治疗很难彻底，许多人误认为它是性病之类的疾病。

临床除了上述的慢性前列腺炎外，也有急性前列腺炎。急性前列腺炎

多由细菌引起，主要是来自尿道的细菌，其中80%为大肠杆菌，它们通过前列腺管进入腺体。来自体内其他部分病灶（如扁桃体）的致病菌也可经血液、淋巴进入前列腺，平时无任何症状，但在某些外界因素刺激下可诱发前列腺炎，这些因素包括感冒、饮酒、纵欲或禁欲过度、长途骑车、会阴外伤、尿道器械检查及情绪变化等，但前列腺炎并不是性病。

七、 让我舒服了， 你也就舒服了——前列腺保健方法

通过上面的介绍，亲爱的主人你应该知道了我是你重要的、离不开的好朋友。为了避免我的抗议，你非常有必要花点心思来维护我的健康。

（一） 去除诱发前列腺炎的因素

（1）检查包皮是否过长，过长者要及早做包皮环切手术，防止细菌藏匿并经尿道逆行进入前列腺。

（2）及时清除身体其他部位的慢性感染病灶，防止细菌从血液进入前列腺。

（3）树立正确的性观念，避免性生活过频。可用运动等方式释放能量，防止前列腺因性生活过频而充血。

（二） 前列腺的日常护理

（1）勤锻炼：锻炼腹部、大腿和臀部的运动可以使前列腺得到按摩，促进前列腺部位的血液循环和淋巴循环，对提高免疫力、预防前列腺炎的发生很有意义。

（2）多喝水：饮水减少会使尿液浓缩、排尿次数减少，对前列腺及其他脏器（肾脏、膀胱等）都会产生不利影响。

（3）莫憋尿：憋尿会让膀胱过度充盈，压迫前列腺，对于前列腺疾病病人来说，容易造成尿液反流，给高位脏器（肾脏和输尿管）带来危害。

（4）戒辛辣：酒、辣椒等辛辣食品都对前列腺和尿道有刺激作用，可引起短暂的会阴部不舒服，还可引起前列腺和膀胱颈的充血、水肿，造

成前列腺抵抗力降低。

（5）保暖：局部保暖可减少肌肉组织收缩，使前列腺的充血、水肿状态得到恢复。保暖还可以预防感冒，防止感冒药加重一些前列腺疾病的症状。

（6）多吃含锌食物：微量元素锌可以增强前列腺的抗感染作用，应该多摄入。宜多食豆制品、牛肉、羊肉、鱼、瘦肉、花生、芝麻、奶制品等食物。此外，男士的餐桌上还应多些粗粮、坚果、植物油、新鲜蔬菜和水果，以补充各种抗氧化剂。

（7）莫久坐：久坐会使前列腺负担加重，血液循环变慢，引起前列腺充血、发炎。

（8）定期检查身体：定期验血、做直肠指检，是早期发现前列腺增生导致的肾脏损害以及早期发现前列腺癌的重要方法。45 岁以上的中年人，每半年或一年应接受一次肾功能检查和直肠指诊。

八、　慢性前列腺炎的饮食保健

（一）　适合慢性前列腺炎的饮品

（1）荸荠 150 克（带皮）；洗净去蒂，切碎捣烂，加温开水 250 毫升，充分拌匀，滤去渣皮；或甘蔗 500 克，去皮，切段，榨汁，饮服，每天 2 次。

（2）鲜葡萄 250 克，去皮、核，捣烂后加适量温开水饮用，每天 1～2 次。

（3）蜂王浆适量，加入适量温开水，每天 2 次，每次 20～30 毫升，长期服用。

（二）　前列腺炎食疗方

1. **赤小豆鱼粥**　赤小豆 50 克，鲤鱼（或鲫鱼）1 尾。赤小豆能清热解毒和利水，鲤鱼亦有利水作用。先煮鱼取汁，另水煮赤小豆做粥，临熟入鱼汁调匀（不入佐料）。作为佐餐食之。用于湿热下注型急性前列腺炎。

2. 丝瓜粥　鲜嫩丝瓜1根，白米50克，白糖适量。丝瓜能清热利水解毒。白米煮成粥，半熟时放入鲜丝瓜（洗净，切成粗段），候熟，加糖食之。作为早餐食用。用于湿热型急性前列腺炎。

3. 绿豆大肠汤　绿豆60克，猪大肠去油120克。绿豆清热解暑，兼能解毒。先将猪大肠去油、洗净，与绿豆共煮熟。可常服，食肉饮汤。用于湿热型急性前列腺炎。

第二十三节

无声无息的流行病——骨质疏松

"我们中国演艺界可都集体补过钙了，就差一步！就差一步！泰勒，没来得及为你们美国演艺界补钙！……"看着演员傅彪在电影《大腕》里声泪俱下的哭诉，我们不禁要问，为什么要补钙呢？

俗话说："人老骨空。"此话虽不够准确，但也有一定的道理。由于内分泌变化、雌激素减少、钙摄入和吸收减少、维生素D合成活化降低，体内的钙质流失、破坏，有时血钙虽然正常，但坚硬的骨头已变得疏松易碎了，这就是骨质疏松。

一、悄悄地，我来了，但绝不悄悄地走——骨质疏松的表现

骨质疏松有一个富有神秘色彩的别称——"沉默的杀手"，是指它开

始时可以没有疼痛等症状，悄悄地发展，直到发生脊柱、髋骨、腕骨等骨折时才被发现。骨质疏松是多种原因引起的一组骨病，是以骨量减少、骨的微观结构退化、骨的脆性增加及易于发生骨折为特征的一种全身性骨骼疾病。其最常见的症状如下。

1. 疼痛　是原发性骨质疏松最常见的症状，以腰背痛多见，此类病人占疼痛病人的 70%～80%。疼痛沿脊柱向两侧扩散，仰卧或坐位时疼痛减轻，直立时后伸或久立、久坐时疼痛加剧；日间疼痛轻，夜间和清晨醒来时加重；弯腰、肌肉运动、咳嗽、大便用力时亦加重。

2. 身长缩短、驼背　多在疼痛后出现。脊椎椎体前部几乎都由骨松质组成，而且此部位是身体的支柱，负重量大，容易压缩变形，使脊椎前倾，背曲加剧，形成驼背。随着年龄增长，骨质疏松加重，驼背曲度加大，会导致膝关节挛拘显著。

3. 骨折　这是退行性骨质疏松最常见和最严重的并发症。

4. 呼吸功能下降　胸椎和腰椎压缩性骨折、脊椎后弯、胸廓畸形，都可使肺活量和最大通气量显著减少，病人往往出现胸闷、气短、呼吸困难等症状。

二、 骨质疏松的治疗

目前对骨质疏松的治疗已经从推迟骨质疏松的发生和恶化进展到积极恢复骨骼健康。针对骨质疏松病人骨吸收与骨形成耦联失调，药物治疗分以下几类。

1. 骨吸收抑制剂　减少骨量的进一步丢失。雌激素、降钙素、二膦酸盐、异丙氧黄酮都属于这一类。

2. 骨形成促进剂　增加骨量。此类药物包括氟化物、维生素 K、甲状旁腺素、雄激素、生长激素等。

3. 骨矿化促进剂　促进骨钙沉着，增加骨量。这类药物有维生素 D 与钙剂。

4. 中医药治疗　中医药治疗骨质疏松症，以补脾益肾、活血化瘀为治疗原则，具有提高雌激素水平、抑制骨吸收、促进骨形成等功能，而且具有疗效高、作用全面、副作用小的优势。

三、 钢筋铁骨不是梦——如何预防骨质疏松

骨质疏松给病人的生活带来了极大不便和痛苦，而且治疗收效很慢，老年人的骨折有时可危及生命。因此，现在要特别强调落实三级预防。

一级预防：应从儿童、青少年做起，如注意合理膳食，多食用含钙、磷高的食品，如鱼、虾、虾皮、乳制品、骨头汤、精杂粮、芝麻、瓜子、绿叶蔬菜等。尽量避免危险因素，坚持科学的生活方式，如坚持体育锻炼，多接受日光浴，不吸烟、不饮酒，少喝咖啡、浓茶及碳酸饮料，少吃糖和食盐，动物蛋白也不宜摄入过多，哺乳期不宜过长；尽可能保存体内钙质，丰富钙库，将骨峰值提高到最大，这是预防生命后期骨质疏松的最佳措施。

二级预防：人到中年，尤其妇女绝经后，骨丢失加速进行。此时期应每年进行一次骨密度检查，对骨量快速减少的人群，应及早采取防治对策。注意积极治疗与骨质疏松有关的疾病，如慢性肾炎、甲状腺功能亢进、糖尿病等。

三级预防：对退行性骨质疏松症病人应积极进行抑制骨丢失、促进骨形成的治疗，还应加强防摔、防碰、防绊、防颠等措施。对中老年骨折病人应积极手术，实行内固定、早期活动、增加营养、补钙、提高免疫功能及整体素质等综合措施。

退行性骨质疏松是骨骼发育、成长、衰老的基本规律，但受激素调控、营养状态、物理因素（日照、体重）、免疫状况（全身体质、疾病）、遗传基因、生活方式（吸烟、饮酒、喝咖啡、饮食习惯、运动、精神情绪）、经济文化水平、医疗保障等方面的影响。若能及早加强自我保健意识，提高自我保健水平，积极进行科学干预，退行性骨质疏松是可以延缓

和预防的。

四、 治疗骨质疏松的三大误区

随着年龄的增长，老年人发生骨质疏松的风险逐渐增加。由于骨质疏松会带来疼痛，并容易引发骨质疏松性骨折，老年人对骨质疏松心存恐惧，再加上广告上对补钙作用的夸大宣传，许多老年人开始盲目补钙。其实，老年人补钙过量，不但无益反而有害，造成这种局面的主要原因是老年人在认识上存在着三个误区。

误区一： 补钙能治好骨质疏松

许多老年人错误地认为，人老了，骨头脆了，所以要吃钙片来防治骨质疏松，其实不是这么回事。

骨质疏松是一种全身性的代谢性骨骼疾病，是人体衰老的表现。女性在绝经以后 5 ~ 10 年、男性在 65 ~ 70 岁一般都会出现骨质疏松。无论是男性还是女性，一般都在 30 ~ 35 岁达到一生中所获得的最高骨量，称为峰值骨量。此后骨质就开始丢失。由此可见，要想老来骨头硬朗，就得在 35 岁之前打好基础。底子厚了，到老年才能剩得多。所以，老年人大量补钙并不能逆转骨量减少的趋势，也不可能治愈骨质疏松。

误区二： 治骨质疏松不辨病因

骨质疏松主要分为两大类，即原发性骨质疏松和继发性骨质疏松。针对不同类型的骨质疏松，治疗手段也不一样，千万不能不加区分一律补钙，否则会出现并发症。继发性骨质疏松（如钙营养不良等引起的骨质疏松）补充钙剂非常有效；而对于原发性骨质疏松就不能依靠补钙来治疗。绝大多数老年人发生的骨质疏松属于原发性骨质疏松，这类老年人应该在医生的指导下进行治疗，盲目补钙没什么作用。目前国际上还没有什么有效手段能治愈骨质疏松，能做到的只是预防和减缓骨质疏松。

误区三： 钙补得越多越好

许多老年人误认为，钙补得越多，吸收得也越多，形成的骨骼就越多，其实不是这样。通常年龄在 60 岁以上的老年人，每天需要摄入 800 毫克钙。过量补钙并不能变成骨骼，如果血液中钙含量过高，可导致高钙血症，并会引起并发症，如肾结石、血管钙化等，危害身体健康。

五、 骨质疏松的食疗方

发生骨质疏松后，除了进行正规的药物治疗，合理的膳食营养也会帮助病人改善症状，下面是几个骨质疏松食疗方，以供参考。

1. 黄豆猪骨汤　鲜猪骨 250 克，黄豆 100 克。制法：黄豆提前用水泡 6～8 小时；将鲜猪骨洗净，切断，置水中烧开，去除血污；然后将猪骨放入砂锅内，加生姜 20 克、黄酒 200 克、食盐适量，加水 1 000 毫升，经煮沸后，用小火煮至骨烂，放入黄豆继续煮至豆烂，即可食用。每天 1 次，每次 200 毫升，每周 1 剂。功效：鲜猪骨含天然钙质、骨胶原等，对骨骼生长有补充作用；黄豆含黄酮苷、钙、铁、磷等，可促进骨骼生长，补充骨中所需的营养。此汤有较好的预防骨骼老化和骨质疏松作用。

2. 桑椹牛骨汤　桑椹 25 克，牛骨 250～500 克。制法：将桑椹洗净，加酒、糖少许蒸制。另将牛骨置锅中，水煮，开锅后撇去浮沫，加姜、葱再煮。见牛骨发白时，表明牛骨的钙、磷、骨胶原等已溶解到汤中，随即捞出牛骨，加入已蒸制的桑椹，开锅后再去浮沫，调味后即可饮用。功效：桑椹补肝益肾；牛骨含有丰富的钙质和骨胶原，能促进骨骼生长。此汤能滋阴补血、益肾强筋，尤其适用于骨质疏松、更年期综合征等。

第二十四节

颈椎病

随着生活节奏的加快，长期从事低头、转颈工作的机会不断增多，加之睡眠时间的缩短，遭受风、寒、湿的机会增加，饮食的不规律，使颈椎病的患病率不断增加，且发病呈年轻化，过去被视作老年病的颈椎病，现在却愈来愈"青睐"中青年白领。

一、 什么是颈椎病

颈椎病又称颈椎综合征，是颈椎骨关节炎、增生性颈椎炎、颈神经根综合征、颈椎间盘脱出症的总称，是一种以退行性病理改变为基础的疾患。主要是由于颈椎长期劳损、骨质增生，或椎间盘脱出、韧带增厚，致使颈椎脊髓、神经根或椎动脉受压，从而出现一系列功能障碍的临床综合征。

二、 哪些原因容易导致颈椎病

颈椎位于频繁活动且重量较大的头颅与缺少活动而比较稳定的胸椎之间，其活动度很大，负重也多，在解剖上又相对比较薄弱，四周缺乏其他骨性保护，易受外力直接打击，尤其是下颈椎及其周围软组织容易发生劳损性病变。

1. 劳损　长期使头颈部处于单一姿势，如长时间低头工作，易发生颈椎病。小于 30 岁的颈椎病病人，多从事低头工作。

2. **头颈部外伤**　50% 髓型颈椎病与颈部外伤有关。一些病人因颈椎骨质增生、颈椎间盘膨出、颈椎管内软组织病变等使颈椎管处于狭窄临界状态，颈部外伤常导致症状的产生。

3. **不良姿势**　如躺在床上看电视、看书，高枕，坐位睡觉等。伏案时间长也易得颈椎病；脖子夹电话，易使颈椎受伤。

4. **慢性感染**　主要是咽喉炎，其次为龋齿、牙周炎、中耳炎等。这些部位的炎症刺激颈部软组织或通过淋巴系统引起颈枕部软组织病变。有人认为，慢性咽喉部感染是颈椎病的重要发病因素，这可能与软组织慢性劳损、炎症相互影响而加重病情有关。

5. **风寒湿因素**　外界环境的风、寒、湿因素可以降低机体对疼痛的耐受力，可使肌肉痉挛、小血管收缩、淋巴回流减慢、软组织血液循环障碍，继而产生无菌性炎症。因此，风、寒、湿因素不仅是诱因，也可作为病因引起病变、产生症状。

6. **颈椎结构的发育不良**　先天性小椎管和颈椎退变等是一些颈椎病的发病基础。国外统计数据显示 40～50 岁有颈椎退变者占 25%，55 岁以上有颈椎退变者占 85.5%。颈椎中央椎管、神经根管狭窄者颈椎病的发病率比正常人高 1 倍。

三、　颈椎病都有哪些表现

（一）　颈椎病症状多样

颈椎病的症状包括颈部症状、眼部症状（颈眼综合征）、头痛、头晕目眩、记忆力障碍、心脏病（颈心症）、高血压（颈高症）、胆囊炎（颈胆症）、慢性咽炎（颈咽症）、半身不遂（颈性半身不遂）、自汗症（颈自汗）、无汗症（颈无汗）、失眠（颈性失眠）等。

（二）　教你自测有无颈椎病

1. **自我判断**　凡是有以下其中一条者，即表明患有颈椎病。

（1）颈部疼痛的同时，伴有上肢或（和）下肢肌力减弱及肌体疼痛者，大多为脊髓型颈椎病或是合并颈椎管狭窄症。

（2）低头时，突然引发全身麻木或有"过电"样感觉者，大多为脊髓型颈椎病，尤其是合并有严重颈椎管狭窄症者。

（3）后颈部疼痛，用手向上牵引头颈可减轻，而向下加压则加重者，大多为颈型颈椎病。

（4）颈部疼痛的同时，伴有上肢（包括手部）放射性疼痛或（和）麻木者，大多为神经根型颈椎病。

（5）闭眼时，向左右旋转头颈，引发偏头痛或眩晕者，大多为椎动脉型颈椎病。

2. 检查前提　以下几种症状也与颈椎病有关，有其中一条者，需要做进一步检查。

（1）单纯性颈部不适，颈部置于任何位置都有一种不舒服感觉（可能为颈型）。

（2）身上有束带感，即好像身上被布带缠绕一样（可能为脊髓型）。

（3）走路时突然跪下，或是行走时腿部有"打漂"的感觉（可能为脊髓型）。

（4）手中持物突然落下（可能为脊髓型）。

（5）心电图正常的"心脏病"、内科检查不出异常的"胃病"（可能为椎动脉型）。

（6）不明原因的上肢麻木，尤其是指尖明显者（可能为神经根型）。

四、 如何防治颈椎病

防治颈椎病，应注意以下几个方面。

（1）适当增加工间休息。长期从事案头工作的人，应增加工间休息和活动时间，以增强全身的血液循环，消除局部肌肉疲劳，预防和缓解颈椎的劳损。

（2）配合日常的颈椎病辅助工具，加强颈椎肌肉的锻炼。

（3）选择合适的枕头。

（4）防止外伤和落枕。

（5）加强颈部的锻炼。双手十指交叉放在颈部，头用力向后伸，手用力阻挡，对抗用力，头虽没动，但通过两个方向力的较量让相应的颈部肌肉进行了收缩锻炼。

（6）搓脚掌。双脚蹬趾根部内侧横纹尽头处为人体颈椎反射区，每天用手搓此部位，可有效治疗颈椎病。

（7）"米"字操。方式是以头为"笔"，按以下顺序反复书写"米"字：先写一横，头尽量由左到右画一横，头回到正位；再写一竖，头颈尽量向前上方拉伸，自上而下画一竖线，头回到正位；头颈尽量向左上方拉伸成45°角，头回到正位，同法书写米字右上点，头回到正位；头颈尽量向右上方拉伸，向左下方画一撇，头颈回到正位；头尽量向左上方拉伸，向右下方画一捺，恢复头颈正位。动作宜柔和，切忌用力过猛，每天做1~2次，以感觉头、颈、肩轻快和舒适为度。

（8）挺胸抬头、左顾右盼。离开办公室后，运动是强健颈椎的最好方式。春天去郊外放风筝时，挺胸抬头，左顾右盼，可以保持颈椎、脊柱的肌张力，是防治颈椎病的一个好方法。游泳的时候头总是向上抬，颈部肌肉和腰部肌肉都可以得到锻炼，而且人在水中没有任何负担，也不会对椎间盘造成任何损伤，是比较惬意的锻炼颈椎的方式。

（9）服用适当的药物，如复方软骨素、维生素 E 等。

（10）佩戴简易颈围，可限制颈部过度活动，同时起到颈部支撑作用。简易颈围的制作：用硬纸壳剪成高领状，使之高度与颈部相适应，外包绒布即成。

五、 颈椎病治疗误区

误区一： 不恰当的反复牵引

颈部牵引是目前治疗颈椎病较常见的方法之一，但不恰当的反复牵引可导致颈椎附着的韧带松弛，加快退行性病变，降低颈椎的稳定性。

误区二： 反复盲目按摩、 复位

颈椎病发病机制复杂，在做按摩、复位治疗前，必须要排除椎管狭窄、严重的椎间盘突出、颈椎不稳定等因素。脊髓型颈椎病绝对禁止重力按摩和复位，否则极易加重症状，甚至可导致截瘫。

误区三： 在治疗过程中不注意颈椎生理弯曲的恢复

盲目牵引，使颈部的肌肉、韧带等长期处于非生理状态，会造成慢性损害，所以在治疗过程中应注意颈椎生理弯曲的恢复和保持。建议采用药枕、药袋进行综合治疗，使绝大部分生理弯曲恢复，症状消失。

误区四： 过于夸大非手术治疗方法的效果

不是所有人的颈椎病经过保守治疗都会好转，有时候手术可能是唯一的选择。

误区五： 轻视颈椎病的预防

长期固定一个姿势，容易造成颈部软组织劳损，逐渐发展为颈椎病，应予以重视。

六、 强健颈椎的运动方法

除了放风筝、游泳，还可以尝试以下方法来强健颈椎。

1. **柔软体操** 适当做柔软体操，能够使肌肉在运动中充分松弛。每周抽出一定时间，在健美教练的帮助下进行一些舍宾、瑜伽或形体梳理式的训练，能让你在获得完美身材的同时拥有一副健康的颈椎。

2. **舒缓按摩** 舒缓按摩具有舒筋通络、活血散瘀、消肿止痛等作用，还能改善局部血液循环、缓解肌肉痉挛。不少大型美容院都推出了"肩颈精油按摩""肩颈减压疗程"等肩颈类护理项目。这些都利用了按摩使肌肉得以放松的原理，再配合精油或刮痧等中医治疗方法，对肩颈疼痛有一定的缓解作用，但不能治疗疾病。

七、 颈椎病病人的饮食

由于颈椎病是由椎体增生、骨质退化疏松等引起的，所以颈椎病病人应以富含钙、蛋白质、B族维生素、维生素C和维生素E的饮食为主。其中钙是骨的主要成分，在牛奶、鱼、猪尾骨、黄豆、黑豆等中含量较高。蛋白质也是形成韧带、骨骼、肌肉所不可缺少的营养素。B族维生素和维生素E则可缓解疼痛、解除疲劳。

第二十五节

腰椎间盘突出症

很多人认为，腰椎间盘突出症是中老年人群和体力劳动者的"专利"，而近年来，病人年轻化的趋势却越来越突出，大多数病人为从事伏案工作的白领人群。这种变化让年轻的70后、80后们真的很"受伤"。

一、 什么是腰椎间盘突出症

腰椎间盘突出症是指腰椎间盘纤维环破裂后髓核突出压迫神经根造成的以腰腿痛为主要表现的疾病。

椎间盘位于相邻两椎体之间，由内、外两部构成，外部为纤维环，由多层呈环状排列的纤维软骨环组成，围绕在髓核的周围，可防止髓核向外突出，纤维坚韧而有弹性；内部为髓核，是一种富有弹性的胶状物质，有缓和冲击的作用。成年人的椎间盘发生退行性改变，纤维环中的纤维变粗，发生玻璃变性，以致最后破裂，使椎间盘失去原有的弹性，不能担负原来承担的压力。在过度劳损、体位骤变、猛力动作或暴力撞击下，纤维环即可向外膨出，髓核也可经过破裂的纤维环的裂隙向外突出，这就是所谓的椎间盘突出。

从生物力学的角度上看，第 4～5 腰椎及第 5 腰椎至第 1 骶椎椎间盘所承受的压力最大，其活动度也最大，而位于这两个节段的后纵韧带却相对较窄，因而临床上第 4～5 腰椎及第 5 腰椎至第 1 骶椎椎间盘突出最为常见。

腰椎间盘突出可分为三种。

1. **腰椎间盘膨出** 纤维环没有完全破裂，髓核从破损处突出，压迫神经根。

2. **腰椎间盘突出** 纤维环破裂，髓核从破裂处挤出，压迫神经根。

3. **腰椎间盘脱出** 纤维环破裂，髓核从破裂处挤出后，突破后纵韧带，游离到椎管，压迫神经根、脊髓。

二、 腰椎间盘突出症的发生原因

（一） 哪些人易患腰椎间盘突出症

1. 从年龄上讲 本病好发于青壮年。

2. 从性别上讲 本病多见于男性。

3. 从体型上讲 一般过于肥胖或过于瘦弱的人易患本病。

4. 从职业上讲 本病在劳动强度较大的产业工人中多见，但从目前来看，脑力劳动者的发病率也并不很低。

5. 从姿势上讲 本病多见于工作姿势不良者、伏案工作者及经常站立的售货员和纺织工人等。

6. 从生活和工作环境上讲　寒冷或潮湿的环境在一定程度上成为诱发腰椎间盘突出症的条件。

7. 从女性的不同时期讲　产前、产后及更年期为女性腰椎间盘突出症发生的危险期。

8. 其他　先天性腰椎发育不良或畸形的人，甚至精神过于紧张的人易患腰腿痛，吸烟的人易发生腰椎间盘突出症，可能与咳嗽会引起椎间盘内压及椎管内的压力增高，使其易于发生退行性改变有关。

（二）　哪些原因易致腰椎间盘突出症

1. 腰椎间盘的退行性改变　髓核的退变主要表现为含水量的降低，并可因失水引起椎节失稳、松动等小范围的病理改变；纤维环的退变主要表现为坚韧程度的降低。

2. 外力的作用　长期反复的外力造成的轻微损害，日积月累地作用于腰椎间盘，加重了退变的程度。

3. 椎间盘自身解剖因素的弱点　椎间盘在成人之后逐渐缺乏血液循环，修复能力差，在上述因素作用的基础上，某种可导致椎间盘所承受压力突然升高的诱发因素，就可能使弹性较差的髓核穿过已变得不太坚韧的纤维环，从而造成髓核突出。

腰椎间盘突出症的诱发因素有：①突然的负重或闪腰（是形成纤维环破裂的主要原因）。②腰部外伤（使已退变的髓核突出）。③姿势不当（诱发髓核突出）。④腹压增高（也可发生髓核突出）。⑤受寒与受湿可引起小血管收缩、肌肉痉挛，使椎间盘的压力增加，也可能造成退变的椎间盘一旦有外在因素（如负重过大或快速弯腰、侧屈、旋转造成纤维环破裂，或腰部外伤、日常生活工作姿势不当），便可发生腰椎间盘突出。

三、 腰椎间盘突出症的临床表现

1. 腰痛和一侧下肢放射痛　这是本病的主要症状。腰痛常发生于腿痛之前，二者也可同时发生；大多有外伤史，也可无明确诱因。疼痛具有以下特点。

（1）放射痛沿坐骨神经传导，直达小腿外侧、足背或足趾。如为第3~4腰椎间盘突出，则因第4腰椎神经根受压迫，产生向大腿前方的放射痛。

（2）一切使脑脊液压力增高的动作（如咳嗽、打喷嚏和排便等），都可加重腰痛和放射痛。

（3）活动时疼痛加剧，休息后减轻。卧床体位：多数病人采用侧卧位，并屈曲患肢；个别严重病例在各种体位均疼痛，只能屈髋屈膝跪在床上以缓解症状。合并腰椎管狭窄者，常有间歇性跛行。

2. 脊柱侧弯畸形　主弯在下腰部，前屈时更为明显。侧弯的方向取决于突出髓核与神经根的关系，如突出位于神经根的前方，则躯干一般向患侧弯。

3. 脊柱活动受限　髓核突出，压迫神经根，使腰肌呈保护性紧张，可发生于单侧或双侧。由于腰肌紧张，腰椎生理性前凸消失。脊柱前屈后伸活动受限制，前屈或后伸时可出现向一侧下肢的放射痛。侧弯受限往往只有一侧，据此可与腰椎结核或肿瘤相鉴别。

4. 腰部压痛伴放射痛　椎间盘突出部位的患侧棘突旁有压痛点，并伴有向小腿或足部的放射痛，此点对诊断有重要意义。

5. 直腿抬高试验阳性　由于个人体质的差异，该试验阳性无统一的度数标准，应注意两侧对比。患侧抬腿受限，并感到向小腿或足的放射痛，即为阳性。有时抬高健肢而患侧腿发生麻痛，系因患侧神经受牵拉引起，此点对诊断有较大价值。

6. 神经系统检查　可有反射、感觉减退或消失。神经压迫症状严重者患肢可有肌肉萎缩。

大多数腰椎间盘突出症病人，根据临床症状、体征及腰椎CT或MRI即可做出正确的诊断。

四、 腰椎间盘突出症的治疗措施

腰椎间盘突出症的具体治疗方法，应咨询专科医生。

1. 非手术治疗 也称保守治疗，常用的方法有热敷疗法、中药直接外敷法、各种中西药疗法、牵引疗法、正骨、推拿疗法、物理疗法、针灸疗法、中药外敷熏洗，甚至单纯的卧床休息也是一种传统而有效的治疗方法，可以缓解疼痛症状。其中口服药物效果欠佳。

2. 手术疗法 包括融合术、减压术、后路手术等。此外，还有介于手术和非手术之间的介入治疗，如经皮髓核抽吸术、胶原酶溶解术、椎间盘激光溶核术等。

五、 走出腰椎间盘突出症的认识误区

误区一： 腰腿痛不算病

腰椎间盘突出症引起的腰腿痛不仅算病，而且必须引起高度重视。因为这种病不仅可以引起腰腿痛，而且还会引起下肢麻木、冷凉、无力，甚至瘫痪和大、小便障碍，严重影响生活质量。

误区二： 腰腿痛治不好

腰椎间盘突出症的特点是易复发，尤其是神经功能障碍者，修复过程较长。但治疗的总体效果非常好，优良率在95%左右。所谓治不好，原因有二：一是选择方法不当，二是没有坚持治疗。

误区三： 迷信某一方法

腰椎间盘突出症有手术和非手术治疗两类治法。每一种方法都不能包治所有的病人，甚至在某些情况下，某些疗法是禁忌的。因此，应具体分析，给予具体治法。

误区四： 对手术的误解

腰椎间盘突出症的手术适应证非常严格，并非腰椎间盘突出症治疗的首选。要辩证对待手术和保守的问题，既不能轻易手术，也不能一味保守。

六、 腰椎间盘突出症的预防保健

（一） 注意事项

本病作为一种慢性退行性疾病，其临床表现多种多样，有时确诊并不容易。一旦出现这种情况，一定要请专科医生帮助确诊，以免延误诊断、耽搁治疗。一旦诊断明确，一般要注意以下几个方面。

1. 正确认识疾病　对疾病要有正确的认识，树立战胜疾病的信心。

2. 注意休息　急性发作期或初次发作的病人要适当注意休息；病情严重者更要卧床休息 2～3 周。

3. 注意保养　要对腰部加以保护，时刻不忘对腰椎的保护，同时加强腰部肌肉的锻炼。

4. 正确治疗　治疗方法有非手术治疗和手术治疗之分。

5. 纠正不良体位、姿势　如不良睡眠姿势、站立体位、坐位、劳动姿势等。

（二） 功能锻炼

1. 功能锻炼原则　先慢后快，先小幅度后大幅度，先局部后整体，先轻后重，频率由慢到快，循序渐进，持之以恒。

2. 功能锻炼形式与内容

（1）床上锻炼：

1）直腿抬高锻炼：仰卧，主动进行直腿抬高运动至不能上抬，他人辅助进一步抬高 5～15 度，病人腰背部或患侧肢体稍感不适或轻微疼痛后，缓慢放下，双下肢交替进行。

2）仰卧位拱桥式腰背肌锻炼：仰卧屈膝，用头部、双肘及双足作为承重点，弓形撑起背部、腰部、臀部及下肢，至病人认为的最高高度后放下，再撑起。

3）"飞燕点水"式背伸肌锻炼：病人俯卧位，头、颈、胸及双下肢同时抬高，两臂后伸，仅腹部着床，整个身体呈反弓形，如飞燕点水姿势。

（2）床下锻炼：

1）脊柱小角度前屈、后伸、侧弯、旋转及环转腰部活动。

2）蹲–站–挺胸活动。

3）慢下蹲运动。

4）快、慢步交替行走锻炼。

5）如有脊柱侧弯，身体靠墙直立，双手中指贴于裤缝，一侧中指沿裤缝下滑，脊柱逐渐侧屈至极限，再还原。脊柱向右侧弯者做左侧屈练习，脊柱向左侧弯者做右侧屈练习。

功能锻炼的度和量：每天 3～5 次。

（三）　日常起居

腰椎间盘突出症病人日常起居应注意以下几个方面。

（1）早晨睡醒后突然坐起常会伤到腰部，所以睡醒后应先在床上将腿屈起，向两边活动活动，然后再用胳膊支撑上身起床。

（2）早晨起床后身体各部肌肉还没活动开，突然的动作会引发腰痛，所以一些细微的动作也要慎重。例如，洗脸时应将一只脚放在矮台上；穿鞋时不要半蹲，应坐下穿；不要直接弯腰取物，应先屈膝再下蹲等。

（3）上厕所后起身时，应用手支在墙壁上站起。尤其是从蹲位站立起来时，很容易伤着腰。

（4）上班路上及工作时走路腹部要用力。等公共汽车时，不要双腿并齐站立，将一只脚搭在低矮的台阶上或石头上会感觉轻松得多。上楼梯时，慢慢地微屈着身子要比直着身子上楼腰部受力小。

（5）避免劳动过度。不要长时间保持一个姿势进行学习、劳动。工作或学习中要保持正确的姿势，可时而按摩腰腿部，或做一下体操，以缓解腿腰部肌肉的紧张。

（6）姿势要正确。从下午下班后到晚上睡觉前要注意，久坐对腰不利，易引发腰痛，所以饭后要少看电视。睡觉时，要睡硬板床，可弯曲髋关节侧卧，或者在腿下面垫上垫子屈腿仰卧。枕头要用偏低一些的，如脖子下有空隙，可用卷起的毛巾塞满。

（7）其他。平时生活要有规律，不要随便打破自身的生物钟。避免受凉，寒热交接的季节，轻微的风邪即可造成腰椎病的复发。

第二十六节

难以逗笑的观众——抑郁症病人

俗话说："笑一笑十年少，愁一愁白了头。"笑不但可以使人年轻，充满活力，而且还可以愉悦身心，振奋精神。一般人遇到开心的事情都会不由自主地笑出来。许多人为了愉悦心情、减缓压力，去参加各项文体活动、听相声、看曲艺、赏话剧等，可是还有一群人，他们长期活在自己的痛苦之中，情绪低落、毫无愉悦，任何事情也不能令其快乐，这群难以逗笑的观众便是抑郁症病人。

一、 什么是抑郁症

抑郁症是一种常见的精神疾病，主要表现为情绪低落、兴趣减低、悲观、思维迟缓、缺乏主动性、自责自罪、饮食、睡眠差、担心自己患有各种疾病、感到全身多处不适，严重者可出现自杀念头和行为。抑郁症的发病率很高，被称为精神病学中的感冒。在中国，世俗偏见使抑郁症病人不愿到精神科就诊，大量的病人得不到及时的诊治，病情恶化，甚至出现自杀的严重后果。另外，大众由于缺乏有关抑郁症的知识，常误认为抑郁症是病人在闹情绪，不能给予病人应有的理解和情感支持，给病人造成了更大的心理压力，使病人的病情进一步恶化。

二、 抑郁症的最大元凶——心理压力

导致抑郁症病人诸多症状和痛苦，最大的元凶莫过于心理压力过盛。心理压力过盛容易导致抑郁症的发作，这些心理压力大多来自日常生活中的难题，它们看似渺小，但是堆积成灾，便会形成重大的心理隐患，催发抑郁症，影响人的正常生活和工作。

三、 警惕抑郁症的预警信号

1. 抑郁症的三大主要症状

抑郁症与一般的"不高兴"有着本质区别，不能混为一谈。它有明显的特征，综合起来有三大主要症状，即情绪低落、思维迟缓和运动抑制（主要表现为运动机制受限）。

（1）情绪低落：就是高兴不起来，总是忧愁伤感，甚至悲观绝望。《红楼梦》中整天皱眉叹气、动不动就流眼泪的林黛玉就是典型的例子。

（2）思维迟缓：就是自觉脑子不好使，记不住事，思考问题困难。病人觉得脑子空空的，变笨了。

（3）运动抑制：就是不爱活动，浑身发懒，走路缓慢，言语少等。严重者可能不吃不动，生活不能自理。

2. 抑郁症的其他症状

（1）根据抑郁程度不同，病人可从轻度心境不佳到忧伤、悲观、绝望。

（2）丧失兴趣是抑郁症病人的常见症状之一。病人丧失既往生活、工作的热忱和乐趣，对任何事都兴趣索然，常主诉"没有感情了""情感麻木了""高兴不起来了"。

（3）精力丧失，疲乏无力，洗漱、着衣等生活小事困难费劲，力不

从心。病人常用"精神崩溃""泄气的皮球"来描述自己的状况。

（4）自我评价过低。病人往往过分贬低自己的能力，把自己说得一无是处，前途一片黑暗。病人有强烈的自责感、内疚感、无用感、无价值感、无助感，严重时可出现自罪、疑病观念。

（5）大部分病人呈显著、持续、普遍抑郁状态，注意力集中困难，记忆力减退，大脑反应迟钝，思路闭塞，行动迟缓，有些病人则表现为不安、焦虑、紧张和激动。

（6）消极悲观。病人内心十分痛苦、悲观、绝望，感到生活是负担，不值得留恋，以死求解脱，可产生强烈的自杀念头和行为，这是抑郁症患者最危险的症状。

（7）躯体或生物学症状。抑郁症病人常有食欲减退、体重减轻、睡眠障碍、性功能低下和心境昼夜波动等生物学症状，但并非每例都出现。

四、　抑郁症的诊断

如果出现上述症状，考虑或者怀疑抑郁症时，需要到专科就诊，心理医生会根据病史，借助相关测评量表，最终给出诊断。

抑郁症不是普遍意义上的心情不好，一个人情绪低落，但过两天就好了，这就不是抑郁症。诊断抑郁症并不困难，但如果病人的表现不典型，作为核心的抑郁症状往往隐藏于其他心理和躯体的症状中，含而不露，就容易导致医生误诊、失治，甚至酿成严重后果。

在亚洲，特别是在中国和日本，大多数抑郁症病人主要不是情绪方面的症状，而是头痛、头晕、腹胀、心悸、身体疼痛等躯体症状。因此，出现一些查不出生理原因的躯体症状时，也应该考虑抑郁症的可能，以免延误治疗。

五、　如何治疗抑郁症

治疗本病的关键是认识忧郁，及时医治。多种抗抑郁药物、物理治疗、心理治疗都可以治疗抑郁症。

1. 抗抑郁药物治疗　患抑郁症后首先要使用抗抑郁药物，坚持服用一段时间以后，再配合心理医生进行心理治疗。进行心理治疗的过程中还要坚持服药。一般来说，第一次患病者如果坚持用药 5 年以上是可以治愈的。

2. 心理治疗　忧郁症是情感性疾病，以深重的忧郁为特征，因此，心理疏导和治疗非常重要。

3. 物理治疗　有经颅微电流刺激疗法、电痉挛疗法、替代性疗法、运动疗法等。

4. 中医药治疗　抑郁症在祖国医学中属"郁证"范畴。中医认为郁证是由于情志不舒、气机郁滞所引起的一类病症。病人主要表现为心情抑郁、情绪不宁、胁肋胀痛、易怒善哭，以及咽中如有异物、失眠等各种复杂症状。治疗时要分清虚证和实证的不同。

（1）久郁伤神者，症见精神恍惚、悲忧善哭、疲乏无力。治宜养心安神，可选用加味甘麦大枣汤。方药及用法：炙甘草、小麦、大枣、酸枣仁、远志、香附、柴胡、郁金、香橼皮等。每天 1 剂，水煎服。此方能养心安神，且有安眠作用。

（2）阴虚火旺者，症见眩晕心悸、心烦易怒、失眠。治宜滋阴清火，养血柔肝，可选用滋水清肝饮。方药及用法：熟地黄、山药、山茱萸、茯苓、泽泻、柴胡、白芍、酸枣仁、当归、牡丹皮、栀子等。水煎服，每天 1 剂。此方能滋肾水而清肝火，并可养血宁心安神，对抑郁症和失眠症均有较好的治疗作用。

（3）肝气郁结者，症见精神抑郁、胸闷胁痛、腹胀嗳气、不思饮食、脉多弦细。治宜以疏肝理气为主，可选用四逆散治之。方药及用法：炙甘草、炙枳实、柴胡、白芍等粉碎为末，白开水调服，每天 1 剂，分 3 次服下。此方有透解郁热和疏肝理气之功。

（4）气郁化火上逆者，症见头痛头晕、胸闷胁胀、口苦咽干、苔黄舌红、脉多弦数。治宜清肝泻火，可选用加味逍遥散。方药及用法：当归、白术、茯苓、甘草、白芍、柴胡、栀子、牡丹皮等。每天1剂，水煎服。此方能清肝泻火、顺气解郁。

（5）痰气郁结者，症见咽中似有物梗阻，咯之不出，咽之不下。治宜利气化痰，可选用半夏厚朴汤等方。方药及用法：半夏、厚朴、茯苓、生姜、紫苏叶等。每天1剂，水煎服。诸药互相配合，其利气化痰和宽中解郁之功更显著。

六、　预防抑郁症的日常注意事项

为预防忧郁症，在平时生活中可注意以下几点。

（1）做到"三个不"，即对今天不生气、对昨天不后悔、对明天不担心。遇到困难时不要生气、不要急。学会减压，保持心理平衡。不后悔、不担心。

（2）要设法睡好觉。只要能睡好觉，就能预防抑郁症。长期失眠可能会导致抑郁症，如有失眠的困扰，要设法解决。

（3）多到户外活动：研究报告指出，适度的户外运动是对抗抑郁症最有效的和天然的药物。从事室内工作的人，平时每天要有2小时在室外活动，双休日最好安排两个下午到户外活动。

（4）适当做些保护，避免受刺激和干扰。

（5）日常生活中要安排一些娱乐活动。

七、　走出抑郁症的认识误区

抑郁症的发病率逐年增高，但漏、误诊人数却居高不下，除医疗条件限制外，公众对抑郁症的认识存在误区、自我识别率低也是重要的因素。以下是专家总结出来的有关抑郁症认识的十大误区。

误区一：　抑郁症纯粹是心理疾患，　只会出现心理障碍

抑郁症从根本上说确实是心理疾病，但同时还可能经历更多的实实在在的躯体症状的折磨，包括不同程度的失眠、疼痛、便秘、食欲不振、心血管功能紊乱、性欲及性功能减退等。

误区二： **抑郁症既然是心病，那么治疗自然主要是靠休息、散心或心理疗法，不一定需要药物**

导致抑郁症的根本原因是大脑中的一种叫 5-羟色胺的神经递质逐渐减少，造成神经元间的信息传递失灵，最后导致快乐感和兴趣尽失。也就是说，休息或散心不一定能解决问题，寻求专科医生帮助才是上策。

误区三： **抑郁症病人大多数性格软弱**

在历史上，不幸罹患抑郁症但性格坚强的伟人比比皆是，如林肯总统、罗斯福总统、丘吉尔首相、颇富英雄气概的美国作家海明威。由此可见，抑郁并不意味着性格软弱。

误区四： **抑郁症都由外来刺激引发**

事实上，抑郁症根据发病的主要原因可分成外源性和内源性两种。外源性抑郁症可由外来刺激（精神因素和社会因素）引起，内源性抑郁症和遗传有关，病因主要在于身体内部的生物变化。此外，某些降血压和类固醇药物，以及内分泌紊乱、甲状腺功能减退、糖尿病等，都可引发抑郁症。

误区五： **抑郁症对女性更具有威胁性**

从人数上看，女性病人多，但男性遭遇抑郁症时往往比女人更难意识到自己的心理出了问题；而且男人即使得知自己得了抑郁症，也不轻易向他人求助或接受治疗。

误区六： **所有抑郁症病人都是以情绪低落为主要症状**

有些抑郁症病人同时具有抑郁和躁狂这两种极端心情的双相发作。当这类病人躁狂发作时，症状恰恰与抑郁发作相反，如情绪高涨、精力充沛、自我感觉特别好、通常否认自己有病、话多等。躁狂发作期一般不太长（通常在 3 个月至半年），结束也较突然，病人的年龄通常低于 50 岁。

误区七：　某些新型抗抑郁药具有立竿见影之效

全球每年推出数十种新型抗抑郁药，但迄今为止，尚无一种抗抑郁药具有立竿见影的药效。病人即使在医生的指导下科学地对症下药，效果至少也要 2 ~ 3 周后才开始出现，所以病人和家属都必须有充分的耐心。

误区八：　症状消失后可以完全停药

抑郁症属复发率极高的疾病，即使病人的抑郁症状已经完全消失，但潜伏在身体深处的病根仍未彻底清除，所以症状消失后不能马上停药。一般情况下，初次发作者在病愈后至少需维持用药 6 ~ 8 个月，发作 2 次者的维持用药应延至 1 年以上，而发作 3 次者则必须谨慎地坚持长期服药。

误区九：　抑郁症是现在才开始流行的"现代病"，而且是"不治之症"

实际上，抑郁症是历史悠久的疾病，可以说差不多和人类进化史一样古老。虽然科学家至今对抑郁症在病理学上的起病原因仍不明了，但目前80% 以上的抑郁症病人经科学治疗可以获得完全痊愈。

误区十：　出现抑郁情绪就表明已罹患抑郁症

出现抑郁情绪并不等于患上了抑郁症。抑郁情绪在一般人身上也可以见到。约 1/3 的成年人在其一生中的某个时期曾经出现过抑郁症状，但并不一定属于病态，抑郁症必须由医生做出明确无误的诊断才能确定。

第二十七节

"聪明绝顶"——脱发症

一、 聪明的脑袋不长毛——脱发， 谁说我不在乎

人们习惯用"聪明的脑袋不长毛"来宽慰脑袋光光的男士，脱发的男士也常用"聪明绝顶"聊以自慰。最初脱发时，很多男士不以为意。病人前额的发际线呈 m 形悄悄地不断向后推移，之后头顶的头发一天天变稀变薄，开始出现人们戏称的"地中海"，如果不加治疗，可能很快在数年间"谢顶"。看着越来越靠后的发际线、越来越稀疏的头顶，摸着已成"不毛之地"的头顶，他们心中不知有多着急，尤其是那些还在寻求爱情和在职场上打拼的年轻男士们，更是恨不得把掉下来的头发一根根种回去，谁还能说服自己"不在乎"呢？

二、 脱发的原因有哪些

脱发是严重的掉头发现象，有生理性及病理性之分。生理性脱发是指头发正常的脱落。病理性脱发是指头发异常或过度的脱落，其原因很多。脱发可以由很多原因引起，如精神紧张、睡眠质量、个人营养状况等。

（1）脱发的原因与营养有关，与精神紧张或突然的精神刺激也有很大关系。可检查血微量元素，平时不要经常处于精神紧张状态。在脱发的地方经常用生姜擦一擦，可促进头发生长。饮食营养要全面，适当多吃些

硬壳类食物，适当吃些黑芝麻。

（2）充足的睡眠可以促进皮肤及毛发正常的新陈代谢，而代谢期主要在晚上，特别是晚上10点到凌晨2点之间，这一段时间睡眠充足，就可以使得毛发新陈代谢正常，睡眠不足，则毛发的代谢失常，就会脱发。

（3）染发、烫发和吹风等对头发都会造成一定的损害。染发液、烫发液用的次数多了会使头发失去光泽和弹性，甚至变黄变枯；日光中的紫外线也会对头发造成损害，使头发干枯变黄；空调的暖风和冷风都可成为脱发和白发的原因，空气过于干燥或湿度过大对保护头发都不利。

（4）洗头：夏季可以每周3~7次，冬季可以每周1~3次，洗头时水温不要超过40℃，与体温37℃接近。不要用脱脂性强的洗发剂和碱性洗发剂，因这类洗发剂的脱脂性和脱水性均很强，易使头发干燥、头皮坏死。

（5）每天焦虑不安会导致脱发，压抑的程度越深，脱发的速度也越快。

（6）家中宠物身上容易有霉菌感染，如果喜欢跟宠物同枕共眠，就很容易造成头皮感染，出现红、痒、脱屑，以至于掉头发。

三、 脱发可以分为哪几种

1. 脂溢性脱发　常常发生在中青年身上，表现为头皮上有较厚的油性分泌，头发光亮，稀疏而细；或头发干燥，头屑多，无光泽，稀疏纤细。

2. 病理性脱发　主要由于病毒、细菌、高热对毛母细胞有损伤，抑制了毛母细胞的正常分裂，使毛囊处于休克状态而导致大量掉头发。

3. 化学性脱发　有害化学物质损害头皮组织、毛囊细胞导致的掉头发。

4. 物理性脱发　空气污染物堵塞毛囊、有害辐射等原因导致的掉头发。

5. 营养性脱发　消化吸收功能障碍造成营养不良导致的掉头发。

6. 肥胖性脱发　大量饱和脂肪酸在体内代谢后产生废物堵塞毛囊导致的掉头发。

7. 遗传性脱发　脱发也是有遗传性的，一般男性呈显性遗传，女性呈隐性遗传。

四、 为什么现在的人容易脱发

1. 精神因素　在古代，脱发仅限于少数达官贵人，"贵人不顶重发"指的就是这种情况。"聪明绝顶"，也表明知识分子罹患此病不在少数。精神紧张、忧郁、恐惧等会导致神经功能紊乱，使毛细血管持续处于收缩状态，毛囊得不到相应的血液供应，而头皮位于人体的最上端，因此头发最易脱落。当今社会，绝大多数人都处于紧张快速的社会生活节奏中，从少年读书起就面临着竞争，进入社会后竞争更加剧烈，相当一部分人今天面临失业或为住房问题担忧，明天又为子女入学、就业而愁闷，心理压力太大，导致容易罹患脱发症。

2. 饮食因素　随着人们物质生活水平的普遍提高，餐桌上的食品丰富了，特别是动物类副食品所占的比例较大，这为人体合成过量的雄性激素提供了条件。雄性激素分泌过多，能促使人的皮脂腺分泌旺盛。人的头皮上有一种叫作噬脂性真菌的微生物生存，对一般人来说这种微生物是无害的，而在雄性激素水平偏高、头皮皮脂腺油脂分泌多的情况下它会大量繁殖，并在获取营养、排放代谢产物过程中可刺激头皮和毛囊，形成慢性炎症，使毛囊逐渐萎缩，生发功能逐渐衰退。

3. 洗涤不当　时下，由于生活条件的改善，人们更加注重个人卫生，不少人每天都要洗头洗澡，甚至早晚两次洗头。但体内雄性激素分泌偏多、头皮患脂溢性皮炎的病人不宜经常洗头，因为头皮皮脂的积聚，可对皮脂分泌形成一种负压，减慢其分泌速度。如果频繁洗头，加之洗涤剂的刺激，皮脂分泌更快，毛囊破坏更严重，更容易脱发。

五、 男性朋友关于脱发认识的四大误区

误区一： 长时间不洗头可防脱发

很多男性朋友有遗传性脱发甚至秃顶，为了保护剩下的头发，他们往往选择长时间不洗头，以免加重脱发。事实上，正确的做法正好相反！已经有脱发情况出现的朋友一定要每天洗，且最好是早、晚各洗一次，及时去除头上的汗渍、油脂，保持毛囊清爽，长期坚持能延缓脱发。

误区二： 头发再晒再热都不怕

很多人认为头发是保护头皮的，晒晒无妨，这是相当错误的，头发经过暴晒，水分很容易流失，头皮被高温刺激，加重出汗、出油，发丝会因此变得很脆弱，容易脱落。这就是为什么夏季脱发会更加严重的重要原因。

误区三： 洗护头发首选二合一

很多朋友通常喜欢选用洗护二合一的产品，认为洗护同时进行不仅可以同时对头发做清洁和护理，而且非常节省时间，很适合现在快节奏的生活方式。事实上，二合一的产品是无法做到边洗边护的，不经过清洁就做护理，效果会适得其反，连基本的清洁都完不成。所以，建议大家选取单洗单护的产品。

误区四： 换季掉发是脱发

春季掉发增多的主要原因是，在季节更换的时候，头皮要适应气候，掉发会自然增多。季节平稳过渡后，掉发数量会转为正常。如果掉发数量依然有增无减，则可能是脱发的前兆，必须引起重视，马上到专业机构进行检查。

六、 常用电脑一族谨防脱发

近年来，随着电脑的普及，"电脑族"脱发病人越来越多，可能很多人都知道经常对着电脑对皮肤不好，谁又能想到脱发与电脑的关系呢？

"电脑族"经常长时间对着电脑，精神很容易疲劳，疲劳会导致中枢神经系统长期处于紧张状态，若自主神经紊乱，皮肤血管收缩功能就会失调，同样头部皮肤血管也会收缩，导致毛囊处血液供应不足、缺乏营养而引起脱发。

七、 脱发、 头发早白可查颈椎

排除遗传、环境、饮食等因素后，专家认为，轻度颈椎偏位是导致脱发、白发及严重秃发的原因之一。

颈椎是人体的重要部位。颈椎轻微错位、增生等，都可导致头晕、转头受限、手肩发麻等。颈椎病的病因除长期伏案工作外，还有站、走、坐的姿势不正确等。颈椎病会引起大脑神经系统、血液供养系统的供给不足，也使供给头发的营养受到阻碍，造成了脱发和白发。当你发现自己过早脱发或有白发时，在排除其他因素后，不妨到医院骨科检查一下颈椎是否有病，以对症施治。

八、 预防脱发， 我们应当怎么做

（1）要保持精神舒畅、心情愉快，主动适应快节奏的生活环境，正确对待生活压力。

（2）要合理饮食，不可过多食用动物性食物，要做到荤素搭配、合理营养。特别是脂溢性皮炎病人，更应控制脂肪的摄入。

（3）对有脱发倾向者，控制洗头次数，一般一周一次即可，夏秋季节最多一周两次。同时要选择洗涤效果好而刺激小的洗发剂，不能使用劣质产品。

（4）对头部皮肤病要积极治疗，患有脂溢性皮炎、头癣的病人应在皮肤科医生的指导下合理用药。

九、 脱发病人如何饮食调理

脱发和其他疾病一样，饮食调理也是很重要的。头发的主要成分是胶

原蛋白，因此，要补充优质蛋白质，多食大豆、黑芝麻、玉米等植物蛋白，以及排骨汤等动物蛋白。维生素也是必不可少的，芹菜、苋菜、菠菜等蔬菜类富含维生素，因此，多吃这些蔬菜对脱发的治疗大有裨益。

摄入过多的盐分或动物性脂肪，对血液循环有害。脱发的人头皮都已经硬化，所以要吃有助于软化头皮的食物，如黄豆、黑豆、蛋类、禽类、带鱼、虾、熟花生、菠菜、鲤鱼、香蕉、胡萝卜、马铃薯等富含铁的食物。

脱发病人要多吃绿色蔬菜，如菠菜、韭菜、芹菜、圆辣椒、绿芦笋等，绿色蔬菜能美化皮肤，有助于黑色素的运动，使头发永葆黑色，而且这些蔬菜中含有丰富的纤维质，能不断增加头发的数量。

十、 防脱发的几种食物

1. 杏仁 坚固秀发。研究发现，脱发的人更易缺乏维生素 B_6、维生素 E、铁和锌。另外，高脂肪饮食会造成男性雄性激素的增加，导致脱发。而杏仁中含有丰富的维生素 E 和锌，可以降低胆固醇，根治脱发。

2. 贝类 促进细胞再生。贝类中含有丰富的锌，可以促进细胞再生，保持激素平衡，这些对头发的健康生长都至关重要。

3. 牛排 养发固发。牛排中含有丰富的蛋白质、铁和锌，其中锌可以起固发的作用。同时，头发的大部分营养来源于蛋白质，所以高蛋白的牛排也有助于头发健康。

4. 豆类 补充高蛋白。豆类，尤其是黑豆，是蛋白质和铁的良好来源，适合用于补给头发的养分。

5. 鸡蛋 补充多元营养。鸡蛋和奶制品（如酸奶）是蛋白质的良好来源。同时，鸡蛋中含有硒和镁，这些矿物质都可帮助头发散发健康的光泽。

6. 柑橘 促进胶原合成。柑橘类水果中的维生素 C 有助于身体更好地吸收铁，同时，其在胶原蛋白的生长中非常重要，可起到促进头发生长的作用。

7. 葡萄干　促进头皮血液循环。葡萄干中含铁丰富，有利于血色素的产生，可促进血液将养分送达身体各组织和器官，头发的生长也可因此而得到更大的动力。

十一、 几个治疗脱发的偏方

（1）食醋150毫升，加热水200毫升。趁热洗头，每天1次。常洗见效。

（2）桑白皮120克，水煎，去渣，以水洗发，治愈为止。

（3）食醋50毫升，墨2锭。将墨块置醋中研成稀糊状，擦患部，每天3次。

（4）川芎5克，何首乌20克，核桃30克。共捣碎，煎汤，代茶饮。

（5）生代赭石500克，研成细末后过筛。早、晚饭前各服3克，连服3个月即可治愈。主治青年脱发。

（6）鲜侧柏叶30克，霜桑叶15克，闹羊花3克，骨碎补12克，透骨草10克，皂角3克。研末，放入大口瓶中，用75%的酒精浸泡，酒精以没过药末为度，将瓶口密封，7天后即可使用。用时以纱布滤出部分药液，用脱脂棉蘸之涂抹患处，每天3～4次，治愈为止。

（7）何首乌、生侧柏叶、黑芝麻、墨旱莲、女贞子、生地黄各30克，陈皮15克，川椒9克，大青盐13克。加水3 000毫升，煎至1 500毫升，取药汁，放入黑豆500克，煮至药汁全部被豆吸收为止，将豆晒干后，每次嚼服60粒，每天3次，治愈方停。

（8）天麻、何首乌、熟地黄、白芍、当归、木瓜各33克，菟丝子50克，川芎17克。共研成粉，和为蜜丸，每丸10克。早、晚各服1丸，温水送服。

（9）生姜皮（焙干）、人参各30克，共为细末，将生姜切断蘸药末于落发处擦之，隔天1次。本方主要用于精神因素导致的脱发。

（10）生附子、蔓荆子、柏子仁各 15 克，共为细末，以笋鸡脂（乌鸡的脂肪）和之，捣研千下，于瓷罐内密封，百天后取出，涂发落处，三五日即生发。本方主要用于血虚风燥所致的脱发。

（11）生黄芪 15 克，党参 12 克，当归、白术各 9 克，牛蒡子、阿胶、茯苓、枳壳、桂枝各 6 克，甘草 3 克。水煎 2 次，药液混合。每天 1 剂，分 2 次服，15 天为一个疗程。

（12）鲜柳枝、芝麻梗、鸡血藤各适量。煎水洗头，每天早、晚各 1 次。药液可留下，倒入药渣内复煎再用。

（13）艾叶、菊花、防风、薄荷、藁本、甘松、藿香、蔓荆子、荆芥穗各 9 克。煎水熏洗患部，每天 1 次，连用 2～3 次。以后每隔半月可重复熏洗。

（14）生地黄、何首乌各 30 克，黑芝麻梗、鲜柳枝各 50 克。水煎，趁热熏洗患部，洗后用干毛巾覆盖患部 30 分钟。每天 1 剂，3 次洗头，5 天为一个疗程。

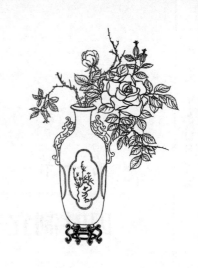

第三章

中年养生保健方法

第一节

因时制宜——四季调理，五脏健康

一、阳春三月要护肝

（一）春季养生以养肝护肝为先

春季虽然是肝病的高发季节，但也是所有生物推陈出新、生机盎然的季节，人的肝脏亦开始排浊气、畅气血，肝气逐渐旺盛。因此，春季是调养肝脏的大好时机，中医又有"春宜养肝"之说。春季养肝护肝应注意以下几个方面。

1. **多饮水** 初春寒冷干燥，身体易缺水，多喝水可补充体液，增强血液循环，促进新陈代谢。此外，多喝水还有利于消化吸收和排出废物，减少代谢产物和毒素对肝脏的损害。

2. **少饮酒** 初春时节寒气较盛，少量饮酒有利于通经、活血、化瘀和肝脏阳气的升发，但不能贪杯，因为肝脏代谢酒精的能力是有限的，多饮必伤肝！肝脏主四季之中的春季，正是调养肝脏的大好时机，喝酒不当会对身体造成很大损害，若损伤了肝脏，则肝脏在接下来的一年里都需"休养生息"，影响身体素质。

3. **饮食平衡** 食物中的蛋白质、糖类、脂肪、维生素、矿物质等要保持相应的比例，同时保持五味不偏；尽量多吃温补阳气的食物；忌油腻、生冷及刺激性食物；多吃新鲜蔬菜、水果；不暴饮暴食或饥饱不匀；

应少吃性寒食品，以免阻止阳气的升发；要少吃酸味的食品，以防肝气过盛。此外，春季还可以多吃些野菜。春季是蔬菜的淡季，但野菜、山菜（如荠菜、马齿苋、蒲公英、车前草、榆钱、竹笋等）的生长期早于一般蔬菜，而且富含维生素，可采摘食用，以补充一般蔬菜不足。

4. 心情舒畅　由于肝喜疏恶郁，故生气发怒易导致肝脏气血瘀滞不畅而成疾。首先要学会制怒，尽力做到心平气和、乐观开朗，使肝火熄灭，肝气正常生发、顺调。可以去春游登山，登山可以放松人的心理压力，调节紧张情绪，改善生理和心理状态，恢复体力和精力。

5. 适量运动　在春季开展适合时令的户外活动，如散步、踏青、打球、打太极拳等，既能使人体气血通畅，促进吐故纳新，强身健体，又可怡情养肝，达到护肝保健的目的。

（二）　春季保护五脏的食疗方

春季万物萌生，正是调养身体五脏的大好时机。按照中医"四季侧重"的养生原则，春季补五脏应以养肝为先。俗语说：药补不如食补。养肝也是如此。现介绍几种春季养肝的方法。

（1）以脏补脏，鸡为先。鸡肝味甘性温，补血养肝，为食补养肝之佳品，较其他动物肝脏补肝的作用更强，且可温胃。

（2）以味补肝，首选食醋。醋味酸而入肝，具有平肝散瘀、解毒抑菌等作用。可取食醋40毫升，加温水冲淡后饮服，也可用食醋泡鸡蛋或醋泡黄豆，食蛋或豆，疗效颇佳。

（3）补肝血，食鸭血。鸭血性平，营养丰富，而肝主藏血，以血补血是中医常用的治疗方法。取鸭血100克、鲫鱼100克、白米100克，同煮粥服食，可养肝血，辅治贫血，同时这也是肝癌病人的保肝佳肴之一。

（4）舒肝养血，菠菜为佳蔬。菠菜为春天的应时蔬菜，具有滋阴润燥、舒肝养血等作用，对肝气不舒并发胃病的辅助治疗常有良效。

二、夏日炎炎要养心

夏季天气炎热，气候干燥且昼长夜短。中医认为，夏季在五行中属火，对应的脏腑为心，夏季养生重在养心。中医所讲的"心"指包括心脏在内的整个神经系统及心理精神因素。中医的经典著作《素问·灵兰秘典论》指出："主不明则十二官危，使道闭塞而不通，形乃大伤，以此养生则殃，以为天下者，其宗大危，戒之戒之！"强调养生必先养心，养心是保持脏腑功能健康运行的基础，如果心不处于正常状态，血脉闭塞不通，便会影响各个脏腑的功能，且损伤形体，达不到养生长寿的目的。由于神藏于心，"心主神明"，心是一身之主，故调神即养心。中医养神强调的是"静养"，即"神以静为养"，避免外物所扰，保持内心的清净和安宁。

（1）要保养心神，首先要重视七情的调节。所谓"七情"，就是指喜、怒、忧、思、悲、恐、惊。要调节七情，就要不断修炼自己的精神世界，逐步做到心胸豁达，所谓"笑一笑，十年少"，而"发怒是对自己的惩罚"。夏季天气炎热，很容易产生烦躁情绪，此时心理养生不容忽视，保持平和的心态及愉悦心情，有益于降低交感神经的兴奋性、减缓新陈代谢、减轻燥热感。抑郁烦躁时，不妨听听舒缓音乐。室内的装饰采用浅色系，也有利于保持良好的情绪。

（2）以动促静，修习静心功。即通过静坐、入定、冥想等方法使自己获得内心的平静，轻装上阵，面对生活。静坐时，上身自然放松，头位正直，自然闭目，含胸拔背，双手置于腹前相互轻握，或自然垂放于两腿上，以人体感觉舒适为度，上半身稍向前倾。舌尖轻抵上腭，自然闭口。坐正后，全身放松，不加意念，以平素的呼吸习惯（约20次/分）呼吸即可。此法不但晨起和入睡前可以帮助静心，还能在旅途奔波中帮助安定心神。另外，练太极拳和八段锦也能使心境平和。夏季运动量过大容易损伤心阴，应以运动后出少许汗为宜。

（3）寄寓书法，以练字养心神。练习书法能保持头脑轻灵，减少不良情绪的干扰。琴、棋、画等也有此等功效。

（4）充足睡眠，调神养心。调养心神，必须注重睡眠质量，充足的睡眠有利于心神的宁静。夏季应晚睡早起，以顺应自然界阳盛阴虚的变化，同时适当午睡，以补充睡眠的不足。午睡一般应在午餐后 15 ~ 30 分钟，以卧姿为宜。午睡时间不宜过长（以 30 分钟为宜），临睡前也不宜饮用酒、咖啡、浓茶等。为保证高质量睡眠，晚上睡前可以用温热水浴足，浴足过程中同时用双手按摩、揉搓脚背及脚心，最好以劳宫穴摩擦涌泉穴，以加速脚部的血液循环，以产生温热感为度，每次 10 ~ 30 分钟。

另外，夏季要重视避暑，避免烈日暴晒，平时可食用一些西洋参、西瓜、酸梅汤、绿豆汤、生脉饮。出汗过多时应注意补充水分，慎吹空调，以免汗出不彻，壅遏生热。饮食宜清淡，少食冰冻食品。

三、 金秋气爽要润肺

中医认为，秋季万物收敛，肺主肃降与之相应，因此，秋天要保证肺的肃降。多到空气清新清凉的地方去；多练习深呼吸，使气息绵长深沉；及时增添衣物，避免清晨或夜晚在户外活动；适当进补，以利于冬季的闭藏。

秋季又属五行中的"金"，秋季雨水减少，气候相对干燥，燥气伤人是秋季发病的一个重要特点。秋燥消耗津液，并从口鼻先行入肺，如不及时化解，会出现口干口渴、食欲不振、尿少便秘、皮肤干燥等现象。针对这一特点，秋季养生应主要从润肺、养肺、补肺入手，食用清润的食物或药物，可用沙参、麦冬、玉竹、雪梨煲猪瘦肉，也可食用秋梨膏、养阴清肺膏、龟苓膏、百合大枣粥、银耳燕窝粥等滋阴润肺之品，均能防燥。

（一） 常用润肺补肺食物

（1）甘蔗、梨清肺润燥。中医认为，有秋燥征象的人，吃点辛味食物可以驱散肺中的郁气。清肺润燥的食物可选择枇杷、梨、甘蔗、荸荠、橙子、萝卜、竹笋、丝瓜、白菜、紫菜、鸭蛋等。甘蔗有滋补清热的作用，作为清凉的补剂，对于大便干结、反胃呕吐、虚热咳嗽等病症有一定的疗效。梨有生津止渴、止咳化痰、清热降火、养血生肌、润肺去燥等功能，最适合有内热的病人食用，尤其对肺热咳嗽、小儿风热、咽干喉痛、大便燥结等症较为适宜。但是，梨、甘蔗性寒，脾胃虚寒和胃腹疼痛者不宜食用。

（2）黑、白木耳可养肺。中医认为，秋季五脏属肺，因此，正常体质者秋季一般应以养肺平补为宜。平补可选择黑木耳、白木耳、银杏、花生、杏仁、杏、无花果、万寿果、乌梅等食物。

（3）百合、薏苡仁补肺气。有肺气阴虚征象的人，应辨证予以补气、补阴或气阴俱补。可用百合、薏苡仁、淮山药、蜂蜜等补益肺气。有肺阴虚症状的人，可用核桃仁、芡实、瘦肉、蛋类、乳类等食物滋养肺阴。如伤及胃津、肝肾阴气时，可用黑芝麻、雪梨、藕汁、牛奶、海参、鸡肉等滋养胃阴或肝、肾阴。

（4）芡实是一种防燥不腻的秋补佳品，分生用和炒用两种。生芡实以补肾涩精为主，而炒芡实以健脾开胃为主。

（二） 秋季养肺食疗方

以下推荐几种药膳方供参考。

（1）雪梨、川贝煲猪肺汤，有养阴生津、润肺止咳的功效。

（2）沙参、玉竹、罗汉果煲鲫鱼汤，有养肺胃、生津液的功效。

（3）雪梨、川贝、罗汉果炖冰糖，有养阴润肺、生津止渴、止咳化痰的功效，对于预防秋燥干咳具有良好效果。

（4）白木耳、黑木耳各10克，冰糖30克，炖服，有滋阴、补肾、润肺之功。

（5）黑芝麻15克，捣碎，加蜂蜜适量调服，可以滋阴润燥。

另外，可吃些雪梨、鸭梨，雪梨、鸭梨生吃能清火，蒸熟吃可滋阴。

四、 三九严冬要养肾

冬季是一年中最寒冷的季节，万物处于封藏休眠状态，此时人体新陈代谢处于较为"低迷"的状态，皮肤汗孔由疏松转为致密。中医认为，这一时期"五脏属肾"。"肾为先天之本",人身之阳气根源于肾,而寒邪最易中伤肾阳。所以,冬季养生当以濡养脏腑尤其是肾脏最为重要,遵从补肾温阳、培本固元、强身健体的原则。

（一） 常见的冬令食补佳肴

一般来说,虚证明显或病后虚弱者,初期宜用药补;虚证不明显,目的是健身者,或药补后体虚已有改善者,不妨有选择地进行食补。

1. 羊肉炖白萝卜 白萝卜500克,羊肉250克,姜、料酒、食盐适量。白萝卜、羊肉洗净切块备用,锅内放入适量清水,将羊肉入锅,开锅后5~6分钟捞出羊肉,水倒掉,重新换水,烧开后放入羊肉、姜、料酒、盐,炖至六成熟,将白萝卜入锅至熟。功效:益气补虚,温中暖下。对腰膝酸软、困倦乏力、肾虚阳痿、脾胃虚寒者更为适宜。吃萝卜时不能和人参、西洋参、何首乌同服。羊肉禁与南瓜同食。

2. 大枣枸杞羊肉汤 羊肉切成约3厘米的大块,在开水锅中汆出血水备用。大枣和枸杞子洗净备用。锅内加水,放入羊肉、葱、姜、大料同煮。煮半熟时,加入大枣、枸杞子和盐,再煮,煮熟即可。如果不喜欢羊肉的膻味,与大枣同时加入橘子皮一两片,即可减轻膻味。

（二） 生活起居配合

食补的同时还要以合理的生活起居来配合。冬天的生活起居要有规律,宜多开展力所能及的体育活动,这不但能增强与人体免疫有关的肾气功能,提高抗病力,还因"肾主纳气",能帮助肺呼吸,预防多种慢性呼吸系统疾病。"肾主骨",冬天经常叩齿有益肾、坚肾之功。肾"在液为唾",冬日以舌抵上腭,待唾液满口后慢慢咽下,能够滋养肾精。肾之经脉起于足部,足心涌泉穴为其主穴,冬夜睡前最好用热水泡脚,并按揉脚心。

冬天人处于"阴盛阳衰"状态,因此,宜"负日之暄"进行"日光浴",以助肾中阳气升发。肾与膀胱,一脏一腑,互为表里,膀胱经脉行于背部,寒邪入侵,首当其冲,故冬天应注意背部保暖,着件棉背心或毛背心，以保肾阳。古人认为，"肾者主蛰，封藏之本"，因此，冬天切忌房事过度，工作、运动不可过多出汗，以防止肾之阴精亏损、阳气耗散。

（三） 冬令进补要避免四大常见误区

误区一： 体质不虚也大补

不少老人吃了补品，反而觉得心烦意躁，安定不下来，甚至出现鼻出血等现象，这往往是滥用补品所造成的。"补"要对"虚"，如人参补气、当归补血、燕窝养阴、鹿茸温阳，各有所长，但针对的是虚证体质，不"虚"者补了往往适得其反。

误区二： 不辨类型随意补

有些人一有头晕、乏力、气短等症状就想大补特补，一有病就要让医生开补药调理，一到冬季就盲目地吃膏方进补，根本不管是否可以进补或有无必要进补。专家表示，虚的人可以补一补，但男女老幼需补的因素可能不同，因为他们的体质一般不同。更为重要的是，体虚本身有不同类型，不能一概而论，须辨阴阳，阴虚补阴、阳虚补阳。

误区三： 名贵药品能大补

专家表示，中药的价格只是反映了供求关系，通俗地讲，"物以稀为贵"，不是越贵就越补，更没有吃一补百的事。以冬虫夏草为例：中医认为，冬虫夏草只入肾、肺经，也就是说只补肾和肺，只对肾虚病人（常感疲劳者）、免疫力低下者（经常感冒发热的人）、肺气虚者（常感冒，一受凉就咳，说话细声细气的）效果明显，但是这种数万元一斤的冬虫夏草的实际效果，与几十元钱一斤的枸杞子、麦冬并没有太大的差别。

误区四： 药补不如食补

食补历来就受到人们的重视，因为食补安全，一般没有副作用，容易掌握；另外，食补方法多样，在进行滋补调养的同时，还可享受美味佳肴。但专家指出，食补也具有局限性，对于有明显虚弱症状或有疾病的人，还要在专科医生的指导下进行药补。

（四） 冬季药物如何进补（也是适合于四季的补养原则）

1. 辨证进补　虚人当补，但虚人的具体情况各有不同，故进补时一定要分清气血、阴阳、寒热，辨证施补，方可取得益寿延年之效而不致出现偏颇。

（1）气虚者的补法：所谓气虚，即气不够用，动则气喘、体倦、懒言、常自汗出、面色㿠白、舌淡白、脉虚弱无力。气虚之人可选用下列补药。

人参：性温，味甘、微苦，可大补元气，是补气要药。使用时，可用人参一味煎汤（名独参汤），具有益气固脱之功效，年老体弱之人常服此汤，可强身健体。

山药：性平，味甘，能长志安神，补中益气、助五脏、强筋骨。使用时可研末煮食。

茯苓：性平，味甘、淡。历代医家均将其视为常用的延年益寿之品，清代宫廷中曾把茯苓制成茯苓饼，作为经常食用的滋补佳品，是祛病延年的名点。

（2）血虚者的补法：所谓血虚，即营养人体的物质不足，不能发挥濡养人体的作用，表现为不耐劳作，面色无华、苍白，且易健忘、失眠，舌淡、脉细。血虚体质者当选用下列补药。

龙眼肉：性温，味甘，能补心脾、益气血。可做龙眼肉粥，即龙眼肉15克、大枣10克、粳米60克，一并煮粥。

紫河车：性微温，味甘、咸，具有养血、补气、益精等功效。使用时，可炖食，亦可研末服，每次3～10克，温水冲服。

何首乌：性温，味甘，具有补益精血、涩精止遗、补益肝肾的作用。可水煎、酒浸，亦可熬膏。

（3）阴虚者的补法：所谓阴虚，是指营养人体的血、津液、阴精皆不足，是血虚的进一步发展。其主要体征是形体消瘦、午时面色潮红、口咽少津、心中时烦、手足心热、少眠、便干、尿黄、多喜冷饮、不喜过春夏、舌红少苔、脉细数。阴虚体质者当选用下列补药。

枸杞子：性平，味甘，能补精血、益肾气。用枸杞子30克、粳米60克，煮粥食用，对中老年人肾阴虚之头晕目眩、腰膝酸软、久视昏暗及老年性糖尿病等，有一定效用。

桑椹：性寒，味苦，有补益肝肾、滋阴养血之功。使用时，可将桑椹水煎，过滤去渣，装于陶瓷器皿中，小火熬成膏，兑适量白蜂蜜，储存于瓶中。日服2次，每次9～15克，温开水调服。

（4）阳虚者的补法：阳虚为气虚的进一步发展。其主要体征是畏寒、肢冷、倦怠、小便清长、大便时稀、舌淡胖、脉沉乏力。这种体质也就是人们所常说的"火力不足"（新陈代谢功能低下）。阳虚体质者常用的补药如下。

杜仲：性温，味甘，具有补肝肾、强筋骨、安胎之功效。

鹿茸：性温，味甘、咸，具有补肾阳、益精血、强筋骨之功效。单味鹿茸可冲服，亦可炖服。冲服时，鹿茸研细末，每次0.5～1克；炖服时，鹿茸1.5～4.5克，隔水炖服。

2. 补勿过偏　补要恰到好处，不可过偏，过偏反而成害，导致阴阳新的失调，使机体遭受又一次损伤。例如，虽为阴虚，但一味大剂养阴而不注意适度，补阴太过，反而遏伤阳气，致使人体阴寒凝重，出现阴盛阳衰之候。又如，虽属气虚，但一味大剂补气而不顾及其他，补之太过，反而导致气机壅塞，出现胸腹胀满、升降失调。冬季进补固然重要，但其他养生方法亦不可忽视，最好能与其他养生法结合起来，如节房事、避风寒、调饮食等，这样有益于药补的吸收、利用，与之相得益彰。

第二节

合理膳食——吃出健康来

一、 健康食品是保健的先决条件——了解健康的膳食宝塔

合理营养是健康的物质基础，而平衡膳食是合理营养的唯一途径。中国营养学会制定了《中国居民膳食指南》，指南以宝塔图直观地告诉我们食物分类的概念及每天各类食物的合理摄入范围，故又称《中国居民平衡膳食宝塔》。

1. 了解平衡膳食宝塔的结构 平衡膳食宝塔共分五层：谷薯类食物位居底层，每天应吃 250~400 克；蔬菜和水果占据第二层，每天应吃 300 ~500 克和 200~350 克；禽畜肉、水产品、蛋类等动物性食物位于第三层，每天应吃 120~200 克（水产品 40~75 克，畜禽肉 40~75 克，蛋类 45~50 克）；奶类和大豆、坚果类食物合占第四层，每天应吃奶类及奶制品 300 克和大豆及坚果类 25~35 克；第五层塔尖是盐、油，每天盐不超过 6 克，油 25~30 克。宝塔建议的各类食物的摄入量一般是指食物的生重。

（1）谷薯类：谷类是面粉、大米、玉米粉、小麦、高粱等的总和。它们是膳食中能量的主要来源，在农村中也往往是膳食中蛋白质的主要来源。多种谷类掺着吃比单吃一种好。薯类包括马铃薯、红薯等。

（2）蔬菜和水果：蔬菜和水果经常放在一起，各有优势，不能完全

相互替代。一般说来，红、绿、黄色较深的蔬菜和深黄水果含营养素比较丰富，所以应多选用深色蔬菜和水果。

（3）禽畜肉、水产品、蛋类：鱼、虾及其他水产品含脂肪很低，有条件可以多吃一些。生活富裕时不应吃过多肉类。蛋类含胆固醇量相当高，一般以每天不超过 1 个为好。

（4）奶类和大豆、坚果类食物：奶类及奶制品当前主要包括鲜牛奶和奶粉。奶类应是首选补钙食物，很难用其他类食物代替。豆类及豆制品包括许多品种，宝塔建议的 25～35 克是个平均值，根据其提供的蛋白质可折合为大豆 20～28 克或豆腐干 40～56 克等。

2. 确定自己的食物需要　宝塔建议的每人每天各类食物适宜摄入量范围适用于一般健康成人，应用时要根据个人年龄、性别、身高、体重、劳动强度、季节等情况适当调整。每天膳食中应当包含宝塔中的各类食物，各类食物的比例也应基本与膳食宝塔一致。

3. 同类互换，调配丰富多彩的膳食　宝塔包含的每一类食物中都有许多的品种，在膳食中可以互相替换。同类互换就是以粮换粮、以豆换豆、以肉换肉。

4. 要合理分配三餐食量　我国多数地区居民习惯于一日三餐。三餐食物量的分配及间隔时间应与作息时间和劳动状况相匹配，一般早餐、晚餐各占 30%，午餐占 40% 为宜，特殊情况可适当调整。通常上午的工作、学习都比较紧张，营养不足会影响工作或学习效率，所以早餐应当是正正经经的一顿饭。早餐除主食外至少应包括奶、豆、蛋、肉中的一种，并搭配适量蔬菜或水果。另外，不同地区的人们可因地制宜，在三餐食物的选择方面，可充分利用当地资源。

5. 要养成习惯，长期坚持　膳食对健康的影响是长期的结果。应用平衡膳食宝塔需要自幼养成习惯，并坚持不懈，才能充分体现其对健康的重大影响。

二、 进食习惯是决定健康的主要因素——饮食之道，你我要知道

随着人们对健康的关注度的提高，食物的营养价值越来越受重视，但大部分人关心的往往是某种单一的食物有什么营养，而忽略了吃饭方式是否健康。以下总结几种健康的饮食习惯。

1. 杂食　杂食充分体现了食物互补的原理，是获得各种营养素的保证。可先从每天吃 10 种或 15 种食物做起。

2. 慢食　"一口饭嚼 30 次，一顿饭吃 30 分钟"。慢食有多重效应：促进消化、健脑、减肥、美容、防癌。

3. 素食　原意为"基本吃素"，而不是一点荤也不吃，这也是人的消化系统结构所决定的进食原型。素食是防治文明病的核心措施。

4. 早食　即三餐皆需早。早餐早食是一天的"智力开关"；晚餐早食可预防 10 余种疾病。

5. 淡食　包括少盐、少油、少糖等内容。

6. 冷食　吃温度过高的食物，会损伤食管。冷食可增强消化道功能。

7. 鲜食　绝大多数食物均以新鲜为上，因为"活营养素"可得以保持。提倡"鲜吃鲜做""不吃剩"。

8. 洁食　"洁"包括无尘、无细菌、无病毒及无污染物。

9. 生食　并非一切均生食，而是适合生食的尽量生食。

10. 定食　定时定量进食，久而久之形成胃肠动力定型，这是人体生物钟的要求。

11. 小食　21 世纪进餐制以日进五餐或六餐为宜，三顿正餐外的小餐（上午 10 时、下午 4 时及晚上 8 时左右）称为"小食"，具多重功效。它与平时所说的零食有别，后者无定时定量的概念，导致与正餐的矛盾。

12. 喝水　每天早上起来先喝一杯水，水分可被身体充分吸收。睡觉前要喝一杯水，因为睡觉期间血液浓度高，睡前喝水可降低血液浓度，减

少一些疾病的发生；但睡前也不宜多饮水，以免加重肾脏负担。

三、 什么都可以吃，什么都要适可而止

人体自身有很强大的代偿能力和调节能力。如果你没有病，那就什么都可以吃，什么营养都有了，营养也就均衡了。但是要注意适可而止，不要变胖。当你查出有病，如脂肪肝、糖尿病、冠心病等，那就要格外注意一些，严格控制一下，但仍可以什么都吃，但是可别忘了适可而止。那什么叫适可而止呢？就是一句话——吃饭七八分饱。意思是说，当你离开饭桌时还有点饿，还想吃。除了控制膳食种类，控制食量也很重要。古人曾将节食的好处凝练成一句诗，叫作"多寿只缘餐饭少"。

四、 别把"吃"不当回事儿——为健康吃好一日三餐

中年人易患的心脑血管疾病是一种"生活方式病"，其与饮食的关系非常密切。要想控制病情、预防并发症，"管住嘴"是很关键的一步。俗话说，"早饭好而少，午饭厚而饱（八九分饱），晚饭淡而少""一顿吃伤，十顿喝汤""宁可锅中存放，不让肚肠饱胀"。这样既能饱口福，又不损害身体健康。

目前，吃的理念正在转变，从吃饱转为吃好，即吃出健康的好身体。管住嘴并不是"不吃"，而是要求吃得"精致"。那么，如何才能吃得"精致"呢？

第一，"吃四条腿不如吃两条腿，吃两条腿不如吃没有腿"。"四条腿"是指猪、牛、羊等家畜，肉中胆固醇含量较高。"两条腿"是指鸡、鸭、鹅等禽类，更有益于健康。"没有腿"是指鱼类，含有较高的蛋白质、较低的脂肪，肉质细腻，容易消化、吸收。

第二，内容要丰富。吃饭要做到种类多、数量少，在这点上应该向日本人学习，他们的饭菜都是用小碟子装，一碟可能就一片番茄、两三片黄瓜，但食物种类非常多。

第三，吃饭要慢，每餐六七分饱。

第四，多吃蔬菜和水果。

第五，注意平衡。没有好或坏的食物，只有好或坏的饮食习惯。

五、 选择"绩优股" 食物， 抛弃"垃圾股" 食物

所谓绩优股，是那些业绩优良公司的股票。绩优股有很高的投资回报和投资价值，因此，绩优股总是受到投资者的青睐。在选择食物时，也应选择"绩优股"食物，抛弃"垃圾股"食物，即选择那些对身体健康有益的食物，抛弃那些对身体健康有害的食物。

（一） 什么样的食物才算得上"绩优股" 食物呢

所有的谷类及其制品，如米、麦、燕麦、玉米、面、面包，大多数蔬菜和水果，牛奶、乳类制品、豆类、坚果、温和的香料和适度的绿茶等，都属于健康食物。

1. 世界卫生组织向公众推荐的健康食品

蔬菜：甘薯、卷心菜、甜菜、芹菜、胡萝卜、芦笋、菜花、茄子、荠菜、苤蓝菜、金针菇、雪里蕻、大白菜。

水果：木瓜、草莓、猕猴桃、芒果、杏、柿子、西瓜。

肉类：鹅肉、鸭肉、鸡肉。

零食：核桃、花生、开心果、腰果、松子、杏仁等。

2.10 种最健康的食物　番茄、菠菜、坚果、菜花、燕麦、三文鱼、大蒜、草莓、绿茶、葡萄酒。

（二）"垃圾股" 食物

进食某些"垃圾股"食物容易引起倦怠、嗜睡、昏沉、不安、身心变得粗鲁迟钝，甚至生病，比如经过煎炸、烘烤的食物，味重的食物，以及大鱼大肉、酒、陈腐变质的食物等。另外，浓茶、味道浓烈的调味品、酱油、泡菜、巧克力、汽水、香料、辣椒等，会使身体发胖或情绪不稳定等，也属于"垃圾股"食物。

世界卫生组织公布的十大垃圾食品：油炸类食品、腌制类食品、加工肉类食品、饼干类食品、汽水类食品、方便类食品、罐头类食品、蜜饯类食品（果脯）、冷冻甜品类食品（冰淇淋、冰棒等）、烧烤类食品。

六、从"盐"要求，健康一生

世界卫生组织最新建议，每人每天食盐的摄入量为 5 克。《中国居民膳食指南》提倡每人每天食盐量应少于 6 克。对于有轻度高血压者，美国营养和人类需要特别委员会建议应控制在 4 克，这个标准对我国患有心脑血管病者也是适宜的。而 2008 年中国居民营养与健康状况调查资料显示，我国居民平均每标准人日食盐的摄入量为 15 克，远高于 5 克食盐的建议量。

那么每天食盐的摄入量如何计算呢？下面介绍一个粗略估算的方法。买 500 克食盐后，记下购买食盐的日期，当这 500 克食盐吃完后，再记下日期，这 500 克食盐吃了多少天，用所吃盐量除以吃盐的天数，再除以家中就餐人数，就可得出粗略的人均每日食盐摄入量。另外还要注意一个问题，就是酱油也是我们膳食中食盐的一个主要来源。为了健康，要从"盐"要求自己。

七、适当饮酒保健康

酒是一种常见的食品，偶尔与亲朋好友小酌一杯，也不失为一种乐趣，但过度饮酒、酗酒成性，则与吸毒无异。

酒对健康是益是害，关键在于饮用是否适当（包括适度、适量、适时）。

1. 适度　指饮的酒是低度酒，如葡萄酒、黄酒、啤酒等。

2. 适量　指酒量适当，一般白酒每次不超过 50 毫升，啤酒不超过 300 毫升。

3. 适时　指饮酒的时间要适当。一般以晚餐饮酒为宜。另外，身体患病时不应饮酒，尤其患有胃及十二指肠溃疡、胃炎、肝炎、胰腺炎、脉管炎等的时候。

还要注意饮酒"八不宜"：不宜将两种酒混合饮用；不宜边吸烟边饮酒；不宜生气饮酒；不宜空腹饮酒；不宜用腌熏肉类下酒；不宜在大汗淋漓时饮酒；不宜饮冰镇啤酒；不宜酒后服镇静安眠等药。

八、 人到中年， 别让钙"溜走"

据调查，2006 年全国 50 岁以上的人群中，约有 6 944 万人（男性 1 534 万，女性 5 410 万）患有骨质疏松症，70%～80% 的中老年骨折是由骨质疏松引起的，骨骼对钙元素的吸收障碍是骨质疏松的根本原因。中国居民每天膳食中谷类和蔬菜约占食物的 90%，蔬菜中的草酸、膳食纤维会阻止钙质的吸收。

很多中老年人受"吃啥补啥"思想的影响，认为喝骨头汤就能大量补钙，事实上钙在汤里的溶解度非常小，单纯靠喝骨头汤难以达到补钙的目的。

众所周知，钙需要配合维生素 D 才能很好地被吸收，而食物中的维生素 D 需要通过晒太阳才能被人体利用。因此，补钙要达到预期效果，必须同时补充维生素 D，并适当晒太阳。除了服用补钙药物，饮食调养是最经济有效的方法。每天服用牛奶并配以合理饮食是最常见的补钙方式。一杯牛奶（约 200 毫升）可以提供 200 多毫克的钙质，所以如果要达到成年人每天所需量的 1 000 毫克钙，平均每天应该喝 5 杯牛奶，同时还需补充相应量的维生素 D。

合理补钙应注意以下几个方面。

1. 多食用含钙量高的食物　如牛奶、酸奶、奶酪、泥鳅、河蚌、螺、虾米、小虾皮、海带、牡蛎、花生、芝麻酱、豆腐、松子、甘蓝、菜花、白菜、油菜等。

2. 多做体育运动　运动可使肌肉互相牵拉，强烈地刺激骨骼，增强血液循环和新陈代谢，减少钙质丢失，推迟骨骼老化，同时有利于人体对饮食中钙的吸收。

3. 多晒太阳　紫外线能够促进体内维生素 D 的合成，有利于钙的吸收。但紫外线不能穿透玻璃，所以不能隔着玻璃晒太阳。另外，也可以使用 ZZ-2 型紫外线治疗仪照射皮肤，促进钙的吸收。

4. 吃好早餐　早晨人体对钙的吸收能力最强。

5. 注意烹饪方法　对含草酸多的蔬菜要先用水焯，破坏草酸，然后再烹调。如甘蓝、菜花、菠菜、苋菜、空心菜、芥菜、雪菜、竹笋等。

九、 饮食进补， 因人而异——仅食所需

说到进补，自古就有"三九补一冬，来年无病痛"的说法。"补"，尤其是"饮食进补"是目前保健的主流，是针对"虚"而言的，只有人"虚"时才需进补，而单说一个"虚"字是远远不够的，还应该进一步分清是阴虚、阳虚、气虚、血虚，还是心、肝、脾、肺、肾哪一脏腑虚，或哪几部分同虚。进补应按个人的性别、年龄、体质、劳逸、心情等不同情况而有所区别，在饮食中适当加入相关中药材起到补虚的作用。不是补得越多越好，补得过量、过急会引起相反的结果。因此，一定要在医生的指导下适当进补，切不可滥补，以免造成不良后果。

1. 补气虚　气虚者一般表现为倦怠乏力，动辄气喘，面色较白，食欲不振，大便不实，舌淡，常用补药有高丽参、黄芪、怀山药、大枣、四君子汤、补中益气汤。结合食物之性，选择粳米、鸡肉、鲢鱼、大枣、山药、糯米、玉米、甘薯、南瓜、白扁豆、黄豆、乌骨鸡、胡萝卜、豆制品、菇类、银耳等，而忌食山楂、槟榔、大蒜、胡椒、柚子、金橘、橙子、荸荠、白萝卜、菊花、茶叶，以及烟、酒等破气耗气之物。

2. 补血虚　血虚者一般表现为头眩目花、耳鸣失聪、心悸失眠、口唇及指甲发白等，常用补药有四物汤、当归补血汤、归脾汤、黄芪、阿胶、熟地黄等。多吃红色和黑色的食物。例如，动物的肝脏均有补血养血

之功，凡血虚之人皆宜服食，牛肝、猪肝、羊肝、兔肝、鸡肝、鸭肝、鹅肝等，食之皆宜。另外，胡萝卜、菠菜、蛋黄、枸杞子、红糖、蜂蜜、小麦、葡萄、龙眼肉、大枣、黑鲤鱼、虾、牛肉、羊肉、花生、黄豆、黑豆、莲子、黑木耳、海带、紫菜、南瓜子、黑芝麻等具有补血养血、滋补肝肾的功能，亦为补虚佳品。

3. 补阴虚　阴虚者表现为口干咽燥、虚烦不眠、手足心发热、便秘、午后低热、盗汗、腰酸遗精等，常用补药有百合、枸杞子、大补阴丸、六味地黄丸等。结合食物之性，以莲子粥、紫菜汤、枣类、苹果、梨、黄瓜、番茄、苦瓜等果蔬，以及谷、豆等清淡性质食品和奶、蛋等润燥食品为宜，而忌食牛肉、羊肉、狗肉、生猛海鲜类及辛辣生火助阳性质的食品。

4. 补阳虚　阳虚者主要有形寒怕冷、四肢不温、腰膝酸软、阳痿早泄、肢体浮肿、大便溏泄、舌淡胖、脉沉而迟等症状，可以多补些冬虫夏草、鹿茸、人参、蛤蚧、肉桂、附子、十全大补汤、肾气丸等。结合食物之性，选择羊肉、狗肉、猪肉、鸡肉、鸭肉、鳝鱼、甲鱼、鲅鱼和海虾等，也可选择其他食物如核桃仁、大枣、龙眼肉、芝麻、山药、莲子、百合、栗子等。以上食物均有补脾胃、温肾阳、健脾化痰、止咳补肺的功效。当然对体质偏热、偏实、易上火者应以缓补、少食为好。

以上几种虚证可以单独出现，也可以两种或几种相兼出现，所以在进补时必须谨慎，根据病证的不同来量身用药。而高丽参、西洋参、党参、当归、川芎、怀山药、莲子、大枣、黑枣、白果、白芍及肉桂等中药材对一般人都适合。

十、欲食补，弄清食性再辨证

饮食养生首先要讲"性"。"性"（或"气"）是指食物有寒、凉、温、热等不同的性质，中医称之为"四性"或"四气"。

1. 凉性或寒性　凡适用于热性体质和热证的食物，就属于凉性或寒性食物。如适用于发热、口渴、烦躁等征象的西瓜，适用于咳嗽、胸痛、痰多等征象的梨等，都属于寒凉性质的食物。凉性食物有荞麦、白萝卜、冬瓜、蘑菇、芹菜、莴笋、油菜、橙子、苹果等。寒性食物有小米、绿豆、海带、绿豆芽、苦瓜、番茄、黄瓜、香蕉、西瓜、甜瓜等。

2. 温性或热性　与凉性或寒性相反。凡适用于寒性体质和寒证的食物，都属于温性或热性食物。如适用于风寒感冒、发热、恶寒、流涕、头痛等征象的生姜、葱白、香菜，适用于腹痛、呕吐、喜热饮等征象的干姜和红茶，适用于肢冷、畏寒、风湿性关节痛等征象的辣椒和酒等，都属于温热性质的食物。

3. 平性　食物的性质介于寒凉和温热之间，适合于一般体质，寒凉、温热病证的人都可选用。平性食物多为一般营养保健之品，如大米、黄豆、黑芝麻、花生、马铃薯、白菜、卷心菜、胡萝卜、山芋、洋葱、黑木耳、猪肉、猪蹄、鸡蛋、牛奶、苹果、鲤鱼、鲫鱼、泥鳅、黄鱼、鲳鱼等。

分析历代中医食疗书籍所记载的300多种常用食物，平性食物居多，温热性食物次之，寒凉性食物居后。一般来说，各种性质的食物除都具有营养保健功效之外，寒凉性食物属于阴性，有清热、泻火、凉血、解毒等功效；温热性食物属于阳性，有散寒、温经、通络、助阳等功效。

十一、 脂肪也要分清"敌友"

脂肪是一种我们耳熟能详却又不甚了解的物质，说不清从什么时候开始，它的"社会形象"开始变得负面起来，一听到"脂肪"这个词，人们马上联想到臃肿的身材、不健康的饮食、某些慢性疾病的幕后黑手。脂肪果真如此糟糕？它和人们避之不及的肥胖到底有什么关系？

我们先来了解一下脂肪和脂肪酸。脂肪酸是脂肪、磷脂和糖脂的主要成分，分为饱和（敌）与不饱和脂肪酸（友）两大类，其中不饱和脂肪酸再按不饱和程度分为单不饱和脂肪酸与多不饱和脂肪酸。而必需脂肪酸为人体健康和生命所必需，但机体自己不能合成，必须依赖食物供应，它们都是不饱和脂肪酸。

我国营养学会建议膳食脂肪供给量不宜超过总能量的30%，其中饱和、单不饱和、多不饱和脂肪酸的比例应为1：1：1。脂肪的主要来源是食用油脂和食物本身所含的油脂。除食用油脂含约100%的脂肪外，含脂肪丰富的食物为动物性食物（如肥猪肉、猪油）和坚果类（如花生、开心果、核桃、松仁）。动物性食物以畜肉类含脂肪最丰富，且多为饱和脂肪酸；坚果类含脂肪量最高可达50%以上，不过其脂肪组成多以亚油酸为主，所以是多不饱和脂肪酸的重要来源。

另外，含脂肪较多的食物还有点心、蛋糕等。低脂肪的食物有水果类（苹果、柠檬等）、蔬菜类（冬瓜、黄瓜、丝瓜、白萝卜、苦瓜、韭菜、绿豆芽、辣椒等）、鸡肉、鱼肉、紫菜、木耳、荷叶茶等。

在选择食物时要注意分清食物中所含脂肪的"好坏"，趋利避害，才能有助于健康。

十二、 健康能押给保健品吗

（一） 选择保健品

保健（功能）品是食品的一个种类，具有一般食品的共性，能调节人体的功能，适宜于特定人群食用，但不以治疗疾病为目的。同时，保健品不是营养品。人体需要的营养素有很多，如水、蛋白质、脂肪、糖类、维生素、矿物质等，营养品一般都富含这些营养素，人人都适宜，如牛奶。而保健品是具有特定保健功能、只适宜于特定人群的食品，它的营养价值并不一定很高。所以，人体需要的各种营养素还是要从一日三餐中获得。

患病之后，尤其是一些慢性疾病，需要长期药物治疗，绝不可以保健品替代药物，延误病情。但是目前许多保健品广告铺天盖地，让人应接不暇，无形中诱导着人们，购买和食用保健食品的人越来越多。而大多数人对保健品的认识不够全面，选择比较盲目，应注意下述几点。

（1）保健品不是药品，它能调理生理功能，但是对治疗疾病效果不大，只可用来进行辅助治疗。国家对保健食品的功能规定有 27 种，包括免疫调节、调节血脂、调节血糖、延缓衰老、改善记忆、改善视力、促进排铅、清咽利喉、调节血压、改善睡眠、促进泌乳、抗突变、抗疲劳、耐缺氧、抗辐射、减肥、促进生长发育、改善骨质疏松、改善营养性贫血、对化学性肝损伤有辅助保护作用、美容、改善胃肠道功能等。

（2）注意标志和批号。国家卫生健康委员会批准的保健食品、预包装食品容器上（食品标签）应有国家卫生健康委员会对这一食品的批准文号和国家卫生健康委员会规定的保健食品标志。国产保健食品为国食健字 G××号。进口保健食品为国食健字 J××号。

（3）保健食品的标签除与普通食品一样应有生产日期、保质期外，还应注明适宜人群、食用量及食用方法。

（4）保健品不可以代替药品。一种新药品的面市，必须要做大量的临床试验，并通过国家药品监督管理局审查批准；保健品没有规定治疗的作用，不需要经过临床验证，仅仅检验污染物、细菌等卫生指标，合格就可以上市销售。

（5）理性选择保健品。每种保健品都有适宜的人群，选购时应该按照个体差异认真选择，不能按照送礼习俗胡乱选择，或只买贵的、不买对的。

（二）选择保健品的常见误区

误区一：将保健食品当作营养之根本

有些人把保健食品当饭吃，以为吃保健食品就能够完全补充身体所缺的营养素。实际上，这对身体十分不利。因为某些保健食品只有强化或改善身体某种功能的效果，却不能成为身体物质营养和能量的根本来源。仅以保健食品来代替由身体各器官共同参与摄取营养的过程，从长远看对健康是不利的。

误区二： 听信保健食品广告， 盲目跟从

有些老年人保健意识非常强，甚至在没病的情况下也希望通过服用保健品加强营养和防病能力。一看到广告上说某某产品能起到防止衰老、保持青春等功效，或是某些慢性病能够治愈的夸大宣传，就急于尝试。实际上，有些产品并没有其宣传的那么好；而且保健食品只能预防和调节机体的亚健康状态，不可能治愈慢性病。所以，如果不经医生指导就盲目服用，很可能影响治疗，甚至加重病情。

误区三： 容易轻信"伪科学"

有一些产品经销商或厂家打着"科学"的幌子，举行"健康讲座"推销保健食品，或是不断通过赠药等手段，诱惑老年人购买。有些老年人容易轻信虚假广告，上当受骗，不但花了钱，还延误了治疗时机。

误区四： 服保健食品没有副作用

很多人认为，保健食品只有补的作用，吃多了也不会危害身体。实际上，有些保健品含药物成分，吃过量会产生毒副作用，甚至加重病情。每个人的身体都有保持自我平衡的能力，不是所有的人都需要保健品。一个健康的人，在正常的生活条件下，可以保持健康，就不必要服用保健品。

十三、 适合中年人食用的食物

1. *水果* 如番木瓜、甜瓜、草莓、柑橘、猕猴桃、芒果、西红柿、西瓜。

2. *蔬菜* 如甘薯、芹菜、胡萝卜、萝卜、白菜、卷心菜、菠菜、韭菜、甜椒、西红柿、大葱、蒜、黄瓜、茄子、豆角、冬瓜等。

3. *护心食物* 如鱼类，坚持每天吃鱼50克，可减少心脏病发生的危险。再者是葡萄酒，因其含有水杨酸，有预防血栓形成和心肌梗死的功效，以每2天1小杯为宜。

4. *护脑食物* 如菠菜、韭菜、南瓜、葱、菜花、菜椒、豆角、西红柿、胡萝卜、小青菜、芹菜、核桃、花生、开心果、腰果、松子、杏仁、大豆等。因为这些食物含有胡萝卜素及超氧化物歧化酶等成分，可以阻止脑血管疾病的发生，从而保护大脑，是脑力劳动者的首选。

第三节

生命在于运动——适量运动，健康长寿

当前参加体育活动的人以老年人和青年人居多，中年人很少在锻炼上花费时间和精力，即使是简单易行的跑步、打太极拳等，也往往无暇顾及。专家们呼吁：中年人无论工作多繁忙，都要挤出一定时间进行体育锻炼，以增强体质，促进健康，保证有足够的体力和精力投入工作。中老年人只要身体健康，没有严重的心脑血管疾病，都应坚持锻炼。锻炼应以欢快的有氧训练为主，一方面可去脂减肥，另一方面能强身健体，延年益寿。锻炼原则是因人而异、循序渐进、持之以恒。

40 岁之后健身要注意以下事项：挑选舒适的运动方式，选择合适的健身活动；健身不只是有氧运动；开始训练不要太快；运动应多样化；健身不找借口；不要小瞧自己；调整速度，间歇式训练；要和大家一起锻炼；注意保护旧伤；别让体重困扰锻炼。

一、运动种类与保健

中年人由于机体各器官功能开始衰退，参加健身运动须谨慎。有肌肉萎缩、骨质疏松者，不宜从事高强度的运动，否则容易造成骨关节和肌肉损伤。且运动之后，身体恢复过程慢，如果一次练习过于劳累，身体得不到恢复，反而会使身体机能下降。

中年人应该选择各关节、各肌群都能得到活动的全身性运动项目，动作要慢而有节奏，可选择散步，慢跑，练太极拳、气功、八段锦，保健按摩，打门球，以及日光浴、空气浴、冷水浴等。参加健身运动时，如果身体感到不适，切不可勉强，应待恢复后再练。

（一）　中年人可选择的运动方式

1. 步行　是最适合的运动，经常步行锻炼，能调节各器官功能，增强腰腿肌力。

2. 体操　方法很多，如广播操、保健操、医疗体操。

3. 自我按摩　一般手法有推、擦、揉、捏、掐、点、拿、搓等，可以促进血液循环，改善代谢功能。

4. 慢跑　一次不超过30分钟。

5. 太极拳　适合体弱者，高血压、冠心病病人。

6. 气功、理疗　要循序渐进，运动强度及量要适当。

7. 其他　如健身操、健身舞、各种棋类活动、唱歌、跳舞，运动要适当，要有规律和计划。

（二）　推荐几种健身方法

1. 吸气提肛运动　慢慢地吸气，收缩并升提肛门，屏息数秒之后，再缓缓呼气，并放松肛门，如此反复10次左右，可升提益气。

2. 吞津练精法　每天晨起，微闭口唇，舌抵上腭，当嘴里的唾液增加到一定量时，随意念将其缓慢吞下，反复3~4次。

3. 腹式呼吸法　经常练习深呼吸，气息深吸至小腹，以静养心神。

4. 捶背端坐法　此法可以通畅胸气，有预防感冒、健肺养肺的功效。腰背自然直立，两手握成空拳，反捶脊背中央及两侧，各捶3遍。捶背时要屏住呼吸，叩齿10次，缓缓吞咽津液数次。捶背时要先从下向上，再从上到下，反复数次。

二、 运动方式与保健

（一） 有氧运动

所谓有氧运动，是指人体在氧气充分供应的情况下进行的体育锻炼。也就是说，在运动过程中，人体吸入的氧气与需求相等，达到了生理上的平衡状态。因此，它的特点是强度低、有节奏、持续时间较长。要求每次锻炼的时间不少于 1 小时，每周坚持 3～5 次。这种锻炼，氧气能充分氧化体内的糖分，还可消耗体内脂肪，增强和改善心肺功能，预防骨质疏松，调节心理和精神状态，是健身的主要运动方式。常见的有氧运动项目有步行、慢跑、滑冰、游泳、骑自行车、打太极拳、跳健身舞、做韵律操等。肥胖者若想通过运动来达到减肥的目的，建议选择有氧运动，如慢跑、骑自行车，不但能够起到消耗体内脂肪的作用，而且简单易行。

（二） 无氧运动

所谓无氧运动，是指肌肉在"缺氧"状态下进行的高速剧烈运动，如赛跑、举重、投掷、跳高、跳远、拔河、肌力训练等。由于速度过快和爆发力过猛，人体内的糖分来不及经过氧气分解，而通过酵解方式释放能量，即"无氧供能"。这种运动会在体内产生过多的乳酸，导致肌肉疲劳不能持久，运动后感到肌肉酸痛、呼吸急促。要想让自己的身体更强壮一些，建议到健身房去参加无氧运动，不过在锻炼的时候，最好听从教练的指导，制订一个适合的训练计划，这样就能起到事半功倍的效果。

有氧运动和无氧运动的区别是根据运动时肌肉收缩的能量来自有氧代谢还是无氧代谢，而不是简单地根据运动项目。判断自己从事的运动是有氧运动还是无氧运动，有个简单的方法，就是根据心率的快慢来判断，不论从事哪项健身运动，作为有氧运动，心率一般都以每分钟 130 次左右为最佳，这也叫黄金心率。心率每分钟 130 次就是针对有氧运动、消耗体内脂肪而言的。尽管每个人的基础心率和最高心率各有差异，但是有氧运动时的心率不应超过每分钟 130 次。其实心率达到每分钟 150 次机体就开始混合代谢，如果心率达到了每分钟 160 次，甚至每分钟 180 次以上，就表明运动代谢方式是在无氧运动状态下进行的。持续 30 分钟以上的、心率控制在每分钟 140 次以下的运动方式才是有氧运动。有氧运动不能忽视年龄、体质状态等个体差异，但运动过程中也应该始终微微出汗而不应该大汗淋漓。

三、 运动时间与保健

（一） 一天中锻炼的最佳时间

下午（14：00—16：00）：是强化体力的好时机，肌肉承受能力较其他时间高 50%。

黄昏（17：00—19：00）：特别是太阳西落时，人体运动能力达到最高峰，视、听觉等感觉较为敏感，心跳频率和血压也上升。

（二） 不宜运动的时间

进餐后：这时较多的血液流向胃肠部，以帮助食物消化及吸收。此时运动会妨碍食物消化，时间一长会导致肠胃系统疾病，影响身体健康。因此，饭后最好静坐或半卧 30～45 分钟后运动。

饮酒后：酒精吸收到血液后，进入脑、心、肝等器官。此时运动将加重这些器官的负担。同餐后运动相比，酒后运动对人体产生的消极影响更大。

（三） 室外健身不是越早越好

在寒冷的冬季，很多人都选择晨练来增强免疫力。然而，室外健身是不是越早越好呢？有关健康专家建议，冬季室外健身适宜在日出后进行。

据了解，冬季日出前的地面温度较低，清晨空气中的一氧化碳、二氧化碳等污染物的含量较高。另外，汽车尾气中的氮氧化物、碳氢化合物、铅等有害污染物质也聚集于地面，若早起锻炼，就会吸入很多的烟尘和有毒气体。长期在这种环境下锻炼，可能会出现乏力、头晕、咽喉炎等疾患，危害身体健康。

（四） 冬季健身和夏季健身

冬季健身应该在上午 10 点左右为宜。这时太阳出来晒到地面，使大气开始上下对流，污染的空气向高空扩散，对人体的侵害会减小。另外，冬季晨间气温较低，要到太阳出来半小时后才会慢慢升高。

在冬春两季的头 1～2 个月，应躲过早晨 6 点至 7 点的空气污染高峰期。

在夏秋季，太阳出来得早，可以在 5 点至 6 点锻炼。

在平时，可以选择上午 10 点和下午 3 点至 4 点来做课间操或进行其他运动。这时空气比较清洁，对身体健康较为有利。

在有雾的早上最好不要在户外锻炼，因为雾中含有许多对人体有害的物质。在雾中做长跑等剧烈活动时，身体某些敏感部位接触这些有害物质并经呼吸道大量吸入，可能会引起气管炎、喉炎、眼结膜炎和过敏性疾病。所以，在有雾的早上，可以把晨练改在室内，不一定非要去户外。

有人习惯于早晨空腹时锻炼身体，也有人主张晚上餐后进行锻炼，到底什么时间锻炼最好呢？笔者认为以早餐或晚餐后半小时或 1 小时后开始锻炼较为适宜。

餐前锻炼身体有可能引起血糖波动，可能因延迟进餐造成血糖过低，也可能因没有服药而使血糖过高，当然也可能是血糖先低，而后又因苏木杰反应而过高，所以最好把运动时间放在餐后。

为避免对消化系统功能的影响，锻炼最好在进餐结束半小时以后再进行。晚餐后的体育锻炼值得提倡，因为中国人多半进食晚餐比较多，而且多数人晚餐后就是看看报纸或电视节目，体力活动很少，这对降低血糖和减轻体重十分不利。

（五） 最优运动时间段

研究发现，高强度运动可在饭后 2 小时进行；中度运动应该安排在饭后 1 小时进行；轻度运动则在饭后半小时进行最合理。据此可以推出几个最优运动时间段。

早晨时段：晨起至早餐前。

上午时段：早餐后 2 小时至午餐前。

下午时段：午餐后 2 小时至晚餐前。

晚间时段：晚餐后 2 小时至睡前。

以上各时段运动都有利弊。例如，早晨时段，运动强度控制不当容易引起低血糖；而在上、下午时段运动，则又受上班、工作、家务等客观因素的影响。

现代运动生理学研究表明，人体体力的最高点和最低点受机体"生物钟"的控制，一般在傍晚达到高峰。比如，人体新陈代谢率在下午 4 点到 5 点会达到高峰，身体的柔韧性、灵活性也达到最佳状态；心脏跳动和血压的调节在下午 5 点到 6 点之间最平衡，而身体嗅觉、触觉、视觉等也在下午 5 点到 7 点之间最敏感。因此，综合来看，傍晚锻炼效果比较好。

此外，人体在下午 4 点到 7 点之间体内激素的活性也处于良好状态，身体适应能力和神经的敏感性也最好。所以，专家提倡傍晚锻炼，但在晚间时段，要注意运动强度，强度过高会使交感神经兴奋，妨碍入睡。

四、 运动强度与保健

要客观评价适宜的运动强度，一般推荐健康中老年人心率评定的方法，采用运动后 170 减年龄的公式。举例说，一个 50 岁的人，锻炼后每分钟心率保持在 120 次（170-50）左右是比较安全的。

人体的最大吸氧量与心率之间存在着对应关系，体育锻炼的高、中、低强度与耗氧量密切相关，耗氧量又与最大吸氧量存在一定的百分比关系。因此，一般用心率指标作为评价运动强度的依据。

（一） 有氧运动

低强度区：心率为最高心率的 50% ~ 60%。适宜于力求增进健康和减压的人士。如步行锻炼。

低至中强度区：心率为最高心率的 60% ~ 70%。适宜于以健身和瘦身为目的的人士。如跑步、健美操。

中强度区：心率为最高心率的 70% ~ 85%。适宜于力求改善心血管功能的人士。有助于提升耐力参加竞赛，如马拉松或铁人三项比赛。

（二） 无氧运动

高强度区：心率为最高心率的 85% ~ 100%。适宜于意在提高运动成绩的运动员。

最大心率的确定通常是采用 220 减去年龄的数值来确定的，不同人略有出入，锻炼的强度高低用心率来划分比用时间来划分更准确和科学。

运动合适的正常表现是：脸色红润；微微出汗；心率加快但每分钟不超过 120 次；运动后稍感疲劳，但休息睡眠后能恢复；坚持锻炼后食欲增加、睡眠良好、精神舒坦，原有疾病缓解。

当在运动后出现反应能力下降、平衡感降低、肌肉的弹性减小，或一到运动场地就头晕、恶心，吃不香、睡不好，抑郁或易怒，便秘或腹泻，易感冒等，就要小心了，这很有可能是整体过度疲劳造成的。当整体出现过度疲劳时，人的中枢神经系统就会受到损害，整个身体开始出现异状，比较典型的是具有上述表现的神经症，这时候就要停止运动去就医了。

（三） 注意事项

为了避免运动过量带来的过度疲劳，在运动时要循序渐进、量力而行。比如每周运动 2 ~ 3 次，运动一次，休息 2 ~ 3 天，根据个人年龄和身体状况选择运动项目。十天半月不运动之后突然运动，也容易运动过量，造成过度疲劳。另外，还应该选择多样化的运动，不要局限于某一两项自己喜欢的运动，要拓展运动项目，培养多元化的运动兴趣。每周进行不同的运动项目，既可全方位锻炼身体，又可避免单一运动造成的劳损。

除了运动，生活方式的调理也非常重要。

（1） 起居要有规律，夏季应适当午休，保持充足的睡眠。冬天晚上不应超过 11 点休息，夏季也不要超过 12 点。睡前避免饮茶、咖啡等饮料。每晚用温水泡脚 30 分钟。但"久卧伤气"，睡眠时间不宜过长。

（2）居住环境要安静、空气流通、阳光充足。居住场所应明亮、整洁、干燥。

（3）不要用眼过度，看电视、电脑时间不要过长。

（4）避免寒冷刺激，季节交替时应注意防寒保暖。多在温暖时节做户外活动，不要过于安逸。

（5）避免过于劳累、工作紧张、剧烈运动。工作虽然繁重，但是也要合理安排，分出轻重缓急，提高效率，不能一味地加班加点。

（6）定期体检，一般以一年一次为好。尤其注意血糖、血脂、血尿酸及血压。

（7）戒烟戒酒。

第四节

心理平衡——健康的金钥匙

人到中年，面临工作和生活的双重压力，会遇到各种各样的困难和挫折，很容易意志消沉，甚至产生心理疾病。因此，中年人应该经常自我调节。

一、 七情内伤——疾病的原因

百病由心生，这是中医早在几千年前就提出的理念。随着现代医学的不断进步，越来越多的例证支持了中医的这一观点。

中医常说："外感六淫，内伤七情。"中医将致病的自然因素称为

"六邪"或"六淫",将致病的社会因素称为"七情",即人的七种情绪。精神上的压力、情绪上的偏执及恣情纵欲的生活方式,都会导致身体产生各种疾病。因此,保持健康的一个关键就是要有正确的心态。

事情分为已经发生的和尚未发生的两种。已经发生的事情,无法改变,也无须执着。尚未发生的事情又分成两种:一种是当下的行动能改变的,一种是无从改变的。无从改变的,也无须执着。不要浪费时间和精力追悔过去或焦灼于未来。

有一句古老的欧洲谚语说:"心灵痛苦,经由身体宣泄。"当一个人很痛苦,很累,无法解脱,无法"处理"某种局面时,这个人往往就会生病。疾病可以让一个硬撑得焦头烂额的人,找到最合理的休息的理由、放弃的理由、承认自己软弱的理由。疾病也可以让一个沉溺于享乐、恣情纵欲的人反思和检点自己的生活方式。所以,从某种意义上讲,疾病是对心灵的一种"保护",一种自然的调节。

人皆有七情六欲,七情即喜、怒、悲、思、忧、恐、惊七种情志变化,这是机体的精神状态。正常情况下,七情是人体对客观事物的不同反应,一般不会使人致病,只有剧烈的、强烈的或持久的情志刺激,超过了人体本身的承受能力,才会成为致病因素,故又称"内伤七情"。

中医按五行学说,将七情合并为"五志",划归于五脏。具体来说,过喜则伤心,过怒则伤肝,过思则伤脾,过忧(悲)则伤肺,过恐则伤肾。

(一)　怒伤肝

中医讲,肝气宜条达舒畅,肝柔则血和,肝郁则气逆。当人犯怒时,破坏了正常舒畅的心理环境,肝失条达,肝气就会横逆。故人们生气后,常感到胁痛或两胁下发闷而不舒服,或不想吃饭、腹痛,甚至出现吐血等危症。现代医学也认为:人处在精神极度紧张的情况下,可引起胃肠功能紊乱或导致消化性溃疡;亦有因血压升高而诱发冠心病导致猝死的。因此,从健康的角度出发,最好是尽量戒怒,尤其是在生病的时候,更要安然顺受，让心安定。

（二） 喜伤心

《黄帝内经·素问·举痛论》说："喜则气和志达，营卫通利。"喜悦的过程，犹如人体能源（精神能源和机体能源）的释放过程。喜悦的心情能提高人的大脑及整个神经系统的活力，充分发挥机体的潜能，提高脑力劳动和体力劳动的效率及耐久力，使人感到生活和工作中充满了乐趣，从而行动起来显得轻松有力、敏捷、准确、精力充沛；能使心脏、血管的运动加强，血液循环加快，新陈代谢水平提高；能扩张肺部，使呼吸运动加强，肺活量增大，有利于肺部二氧化碳和氧气的交换；能加强消化器官的运动，增加消化液的分泌，从而增进食欲、帮助消化、促进新陈代谢。

那怎么又会说"喜伤心"呢？这里的"喜"其实说的是大喜，过分的高兴、兴奋。大喜过望会影响到心，损伤心气，因为"喜则气缓"，大喜之后气就缓，"缓"的意思是"涣"，表示一下子涣散开来。

（三） 思伤脾

《黄帝内经》说："思则伤脾。"思，即思虑、思考，是人体精神意识思维活动的一种状态。《黄帝内经·灵枢·本神》说："因志而存变谓之思。"中医认为，"思则气结"。思虑过度，使神经系统功能失调，消化液分泌减少，即可出现食欲不振、纳呆食少、形容憔悴、气短、神疲力乏、郁闷不舒等。

正常的思虑和思考是建立在脾气旺盛、气血生化之源充足基础上的，当人们面对某一问题思虑过度或思虑时间过长，超过了人体自身所能调节承受的限度，而在思想认识上，又不能主动或被动地转移这种不良情绪状态时，思就成为一种致病因素，对机体构成危害，从而导致各种疾病。思虑、思考太过最主要的是影响脾气的正常运行，导致气滞或气结，使脾主运化、升清的功能失职，出现不思饮食、脘腹胀满、头晕目眩等临床病理表现，即"思伤脾"。

（四） 忧伤肺

《黄帝内经·素问》中说："在志为忧，忧伤肺。"忧能导致肺气闭塞，故常有胸膈满闷、长吁短叹，甚至咳唾脓血、音低气微等症。《黄帝内经·灵枢》说："愁忧者，气闭塞而不行。"可见过于忧愁还会导致人体气机运行不畅，随之而来的就是抑郁症、消化性溃疡、消渴、失眠、神经衰弱、神经症等多种疾患。善忧多愁还会伤脾，脾志伤则烦闷、四肢无力、不思饮食或二便不畅等。

暂时而轻度的忧伤，有助于正确认识所受挫折，对身心健康有一定益处。忧愁悲伤太过或持续时间过长，超过自身调节的限度和承受的负荷时，忧就成为一种致病因素，对机体构成危害。

（五） 恐伤肾

肾在志为恐。惊恐是一种胆怯、惧怕的心理。长期恐惧和突然意外惊恐，皆可导致肾气受损，所谓"恐伤肾"讲的就是这个。

不良的情绪可以引起情绪性头痛、胃病、脱发、哮喘、阑尾炎、糖尿病、情绪性皮炎等。

"病由心生，亦由心去"，所以心理平衡在疾病的防治和健康的维护中起着重要的作用。

二、 不知病， 焉知福

常言道，"苦尽甘来"，先尝尽苦头，才能体会到甜是多么美好。得病也是，病了，身心煎熬难受；病愈，才更体会"舒适"的珍贵，才能更明白健康的重要性。

有人说，得病也是幸福，病症的出现是人体阴阳不平衡的信号，它及时提醒我们，我们的某些做法正在与我们本身的和谐本性相冲突。如果及时纠正生活方式、调理不良情绪，就能治好疾病、调整身心。

当病原体侵犯机体或机体发生病变时，机体便会产生防御反应，即"生病"。所以，生病并非有害无益，有时生病会让人更健康。而我们生病之后，也会更加珍惜健康。

三、 心病还要心药医

据统计，目前全世界每年死于恶性肿瘤、心脑血管疾病等心身疾病的人数占死亡总人数的 70%。今天，危害人们健康最严重的疾病已经不再是传染病等生物学意义上的疾病，而是与心理、环境和社会相关的心身疾病。心身疾病已成为人类健康的主要威胁。

一个人只有在躯体、心理、社会适应和道德四个方面都健康，才能说是完全健康。如果感到烦躁、焦虑、沮丧，且感觉越来越强烈，一天比一天"累"，有时甚至觉得难以自持，一会儿觉得自己像别人说的"第三状态"，一会儿又怀疑自己"亚健康"，这时候，就可能是出现了心理卫生问题。

在医学上，心理卫生的概念就是人的心理处于一种健康的状态。消极不良的心理状态刺激导致生理功能失调，进而导致生理病变，这便是心身疾病；消极不良的心理状态刺激导致高级神经活动失调，从而导致各种疾病的发生，这便是精神性疾病。心身疾病和精神性疾病统称心理疾病。

心病必须用"心药"医治。除了医生的心理治疗外，主要还是病人自身的调理，也就是医生常说的"自己解放自己"。要想达到好的疗效，病人一定要把医生当成知心朋友，实话实说，尽量把自己所有的疑虑讲清楚。例如，要正确表述自己哪里疼痛，是否失眠，心情怎样，有无焦虑、恐惧、害怕与人交流等。排除躯体疾病后，单纯由心病造成的身体上的不适，属于正常现象，人人都可能出现，无须钻牛角尖。病人要避免独处，特别是丧偶或其他独身的人，要积极参加有益的活动，这样既可以转移对"疾病"的过分关注，又可以提高自己的心理承受能力。在一些情况下，病人自己醒悟不到自己患了心病，家属就要帮助病人去认识这种疾病，最好和病人一起走出去与其他人聚聚会、聊聊天等，集体活动能够让病人保持愉快的心境和乐观的情绪。同时，还要避免在病人面前谈论与疾病相关的敏感话题，以免让病人产生联想，加重病人的疑病情绪。

从理论上讲，一般的心理问题都是可以自行调节解决的。提高心理素质，学会自我调节和心理适应，以正确的心态对待，在心理疾病的"初级阶段"，病人就可以成为自己的"心理医生"，从而战胜心理疾病。

四、 最近比较烦——有劲儿生气，不如找地儿出气，不要气坏你的身

生活中常常见到有些人因情志过极而导致一病不起，所以中医有"百病生于气"之说，认为"怒则气上，喜则气缓，悲则气消，恐则气下，惊则气乱，思则气结"。也可以简单地理解为不愉快的情绪可以使内脏活动和内分泌系统失常，导致胃口不佳、消化不良，长期烦闷和苦恼还会导致高血压、冠心病等各种疾病。

生活中，很多人喜欢与别人攀比，要知道"人比人，气死人"。攀比，必然使人产生无尽的烦恼，烦恼缠身，又必然饭吃不下、觉睡不香，久而久之，就会导致病魔缠身。所以，《黄帝内经》中讲，要"美其食，任其服，乐其俗，高下不相慕，其民故曰朴"。

《黄帝内经》中所说的这种恬淡虚无的心态说起来简单，但真正做起来并不那么容易。很多人在气头上都爱说"没有过不去的坎"，但真正遇到具体事情时，却又是毫厘不让、寸土必争，常常为一些鸡毛蒜皮的小事，闹得天翻地覆，一气之下甚至会就此"驾鹤西去"。

俗语说，"男儿有泪不轻弹"。从心理卫生角度来看，这种观点并不可取。实际上，不管男人女人，在遭遇到严重情绪创伤（如亲人去世或其他灾难）后，与其为了某种缘故（如怕人笑话）而强行压抑，使内心感情不暴露，倒不如痛痛快快地大哭一场好。

凡是能够正确对待某些事物与善于排遣不愉快情绪的人，绝大多数都能保持心身健康而不生病；而总是积郁于怀或过分自我压抑的人，不但患高血压、消化性溃疡等病的概率较高，而且患各类精神疾病的概率也较

高。所以，将内心积郁的各种不良情绪疏泄出来，是维护心身健康的重要原则之一。

疏泄，即疏导、宣泄，是一种通俗易懂又行之有效的心理疗法，包括以下方法。

1. 争吵、喊叫　能在一定程度上起到发泄愤怒的作用。

2. 摔打东西　若用得适当也可看作是消减不良情绪的有效方法。例如，日本有些公司专门设有"出气室"；法国则出现了一种新兴的行业——运动消气中心，教人如何大喊大叫、扭毛巾、打枕头、捶沙发等。当然，在利用摔打东西发泄时，应该注意时间、地点、方式，以不影响别人和不危害自己为基本原则。其实某些有效的发泄方法并不需要损坏东西，比如可以把导致不良情绪的人和事写在纸上，想怎样写就怎样写，毫不掩饰地写，痛快淋漓地写，写完之后一撕了之。在这个过程之中，情绪就已经得到了宣泄，这是比较经济有效的做法。

3. 长吁短叹　人在焦虑时，心率及呼吸频率均加快，而缓慢的深呼吸有助于使人镇静下来。人们常将"长吁短叹"与不良的心境联系在一起，但事实上，它就是起到放松作用的"深呼吸"。

4. 倾诉　将心中的委屈、压抑、担心、焦虑统统说出来，说给那些愿意倾听并且真心实意帮助自己的人。如果难以启齿，就写下来。总之，只有吐露那些困扰自己的东西，才能感到踏实。自己心情不佳就责骂孩子、迁怒他人的做法是不合适的。

5. 多吃抗压食物　如糙米、燕麦、蔬菜、牛奶、瘦肉等含维生素 B_1 较多的食物和洋葱、大蒜、海鲜等含硒较多的食物，每天补充一粒维生素 C。

6. 运动　如散步或其他运动，无须走太久，每天20分钟，也能减去紧张情绪。剧烈的运动更好。身体活动也可以改变情绪状态。例如，走路时，昂首挺胸、加大步幅及双手摆动的幅度，或跑步、干体力活等，可以把体内积聚的"能量"释放出来，使郁积的怒气和其他不愉快的情绪得到发泄，从而改变消极的情绪状态。

7. 远离不良环境　各种情绪的产生都离不开环境，避免接触强烈的环境刺激是必要的，但最好要学会情绪的积极转移。遇到烦恼、郁闷不解时，可以试着改变所处的环境，此法对高血压病的治疗有明显的好处。

总之，无论是吵闹、哭泣、运动还是倾诉，重要的还是要学会培养一种平和的心态，轻松地面对压力，保持良好的情绪。

五、 提心吊胆是致病的根源， 无意识紧张偷走了我们的健康

现代社会竞争激烈，人们紧张的神经难以松弛，这就为细菌和病毒的侵入创造了条件，甚至可以这样说，是人们的精神过度紧张在"制造"疾病。

多动劳身，多虑劳神。劳神带来的疲劳感远远大于劳身。人在成年以后，理性成熟，七情六欲也逐渐增多，而外在环境存在着很多安全隐患，人会潜意识地形成自我保护系统，防止潜在危险对人体造成伤害，久而久之，就陷入一种习惯性紧张中，也就是无意识紧张状态，而无法自然放松。在这种状态下，人消耗的不单纯是体力，还有心神，也就是阳气。阳气耗损过多则导致阳虚。

从心理学角度看，紧张是外部条件加于机体的刺激超出了机体的相应反应能力而引起的心理不平衡。一个人处在极度紧张状态时，往往会表现出惊慌、恐惧、愤怒或苦闷、忧愁、焦虑等情绪。这种情况也叫作紧张反应，常伴有自主神经系统的变化、行为改变和心理活动异常等。紧张反应是人体对外界刺激的一种保护性机制，对人体健康一般无大影响；但如果外界刺激过分强烈，人较长时间处在紧张状态中，则对健康不利，会产生胸闷、心烦、易怒、头晕等一系列不适症状，严重时还会造成胃溃疡、神经衰弱、免疫功能降低、心脑血管疾病、颈椎病、高血压等。

治疗时如果不从根本上消除这种无意识紧张，无论吃多少药，都只能

缓解一时之痛。所以，人们应该学会应付紧张刺激。缓解紧张，这不仅是身体健康的需要，也是幸福生活的需要；而放松是预防紧张的最好方法，也是我们治疗疾病的一剂良药。

六、 心宽一寸， 病退一尺

负面的意识和精神就像毒药，它们会通过情绪直接影响下丘脑活动，不断削弱我们的免疫系统，最终诱发疾病。如果建立起健康的思维模式，把心理上的自我破坏态度转变为自我治愈态度，就可以启动身体的自动恢复机制，逐渐康复。

著名作家苏叔阳因患癌症，先后多次手术，仍笔耕不辍，积极乐观地过着每一天。"心宽一寸，病退一尺"就是苏叔阳在多年的抗癌路上最主要的体会。"要把病当朋友看，善待它们。但这个朋友不请自来，还有点小脾气，必须耐心地安抚它"。每次去医院，苏叔阳都不是说去看病，而是说"看老朋友来了"。患病后苏叔阳也曾苦恼过，后来他想了两个办法对付自己的病：一是锻炼身体，每天爬楼梯、快步走；二是让自己沉浸在写作的愉快中，以此赶走对病的愁苦。后来，他竟主动地体会疾病和整个治疗过程，"以便将来写到癌症病人时有真实的感受，而不是想象出来的。我敢说，我比那些没得过癌症的人，描写癌症更真实、更细腻"。苏叔阳把打针、吃药当成功课，该玩的时候照样玩，快乐的时候照样快乐，因此，他开玩笑说自己是个"没心没肺"的人，"我觉得人生是有意义的，生活是可爱的，我既然碰上了这个病，该怎么治就怎么治"。正是这样的态度使他战胜了疾病、乐观地生活。

苏叔阳的经历告诉我们，对病要从两方面去看待：一是有病就得找医生确诊及时治疗；二是应该正确对待疾病，不能被思想负担压垮。

七、 幽默健康行——让我们找乐去， 笑可以治病

《素问·上古天真论》中说："恬淡虚无，真气从之，精神内守，病

安从来?"《黄帝内经》中说:"以恬愉为务,以自得为功。"这都是说,人若能充分利用喜乐这种良性情绪和心态,对气血的调和畅达是很有好处的,是有益于养生保健和健康长寿的。其方法就是保持平和的心态,学会自我愉悦、自我安慰,善于主动发现和寻找生活的乐趣,做到知足者常乐、自得其乐、大肚能容、笑口常开。

健康在于运动,运动的方式有很多,如跑步、散步、跳舞、打篮球、打太极拳、劳动等。笑其实也属于人体运动,运动量虽小,但作用却不比其他运动少。笑不仅能振奋精神、增进健康,而且还是防治某些疾病的良药,有人把笑称作"超级维生素"。由此可见,笑对于人的健康是很重要的。

开心地捧腹大笑,能使身体多个部位的肌肉运动起来,如果笑到肚子痛,还能清肺、促进血液循环、释放天然止痛药——内啡肽。美国的一项研究显示,哪怕是想笑的念头对身体也是有好处的。笑是减轻紧张情绪的有效方法。"笑一笑,十年少"。笑,的确是治病的良药。

"笑"对人类来说是一种特殊的天然保健品。看喜剧、听笑话时的笑是最自然、最舒畅的笑,对下列五类人的健康大有裨益。

1. 癌症病人 正常人体内每天都会产生一定数目的癌细胞,所幸我们体内的自然杀伤细胞正是癌细胞的天敌,这些免疫杀手能够摧毁肿瘤细胞。而研究表明,由衷地笑至少能让 14 种基因得到更好的表达,从而调节自然杀伤细胞的活动。因此,对癌症病人来说,笑确实是既不花钱又很安全的良药,当然,它对普通人预防癌症也大有好处。

2. 心血管疾病病人 "大笑能使血管舒张,从而增加内脏血流的供应。"为多家医院提供"大笑康复训练"的美国心理学家史蒂夫·威尔森说。大笑的效果与有氧运动类似,不仅有助于预防心脏病发作,对于大多数心脏病病人的康复,也是十分有益的。

3. 哺乳期妇女 为了宝宝的健康成长,处在哺乳期的妈妈更应该开怀大笑。有研究指出,观看一部喜剧电影后,母亲乳汁中褪黑激素的水平会提高，皮肤过敏的婴儿喝了这种奶，过敏反应会大大降低。

4. 糖尿病病人　得了糖尿病愁眉不展，小心会错过康复的良机。研究发现，糖尿病病人饭后笑一笑，笑带来的肌肉运动和神经内分泌水平的改变，能防止血糖水平升高。

5. 体质差的人　令人惊讶的是，在绽放笑容之前，人们对欢笑的期待也会产生良好的效果。喜剧开幕前，研究人员抽取了观众的血样，结果发现其中内啡肽的含量已经增加了27%，生长激素的含量增加了87%。内啡肽有助于增强免疫系统的功能，生长激素对肌肉、骨骼和内脏有益，这种健身效果可以说是"得来全不费功夫"。

八、 健康的性格结构有助于身体健康

健康的性格能使生活变得更加优质，也非常有助于身体健康。下面介绍一下健康性格的结构。

1. 现实态度　一个心理健全的成年人敢于面对现实，不管现实对他来说是否愉快。

2. 独立性　一个头脑健全的人办事凭理智、稳重，并且适当听从合理建议。在需要时，能够做出决定并且乐于承担所做决定可能带来的一切后果。

3. 爱别人的能力　一个健康的、成熟的人能够从爱自己的配偶、孩子、亲戚、朋友中得到乐趣。

4. 适当地依靠他人　一个成熟的人不但可以爱他人，也乐于接受爱。

5. 发怒时能自控　一个正常的健康人有时生生气是可以理解的，但是他能够把握尺度，不致失去理智。

6. 有长远打算　一个头脑健全的人会为了长远利益而放弃眼前的利益，即使眼前利益很诱人。

7. 劳逸结合　一个正常的健康人在做好本职工作的同时，需要并且善于享受闲暇和休息。

8. 对换工作持慎重态度　心理健康的人常常很喜欢自己的工作，不见异思迁。即使需要换工作，也会非常谨慎。

9. 对孩子钟爱和宽容　一个健康的成年人喜爱孩子，并肯花时间去了解孩子的特殊要求。

10. 对他人的宽容和谅解　对一个成熟的人来说，这种宽容和谅解不单是对性别不同的人，也应该包括种族、国籍及文化背景方面与自己不同的人。

11. 不断学习和培养兴趣　不断地增长学识和广泛地培养兴趣是健康性格的特点。

可以说，很少有人在性格上是完全健康和成熟的，但是应该尽量去培养、去完善。

第五节

房事养生——使中年人"性"致盎然

一、 爱出健康， 爱出水平——浅谈房事养生

所谓房事，是指夫妻之间的性生活。正常的男女有交合的需求，这是生物的本能。若男女双方在交合的同时升华了感情、愉悦了身心，并能强身健体、延年益寿，就属于房事养生，亦称为性保健。房事养生是我国古代养生学的一大特色，对此古今养生学家有过许多主张和精辟阐述，主要有以下几方面。

（一）几天同房一次才合理？——房事有节

房事有节，就是说不能恣情纵欲、漫无节制。房事虽是人体正常的生理需要，但只有遵循一定的法度，才能符合人体生理常度，起到了防病保健、益寿延年的作用。倘若不善于处理房事生活，纵欲无度，不加节制，必然要耗伤精气，对人体健康不利，故房事养生特别强调欲不可纵，当节欲保精。

《备急千金要方·养性·房中补益》指出："人年四十以下多有放恣，四十以上即顿觉气力一时衰退。衰退既至，众病蜂起，久而不治，遂至不救。"肾藏精，为先天之本，淫欲过度，最易损伤肾精。临床上，房事过度的人常常出现腰酸膝软、头晕耳鸣、健忘乏力、男子阳痿滑精、女子月经不调等，还可引起某些疾病的复发或加重。现代医学研究表明，精液是精子、前列腺液和精囊腺液等的混合液。精子和性激素是睾丸产生的，过频射精，睾丸负担会加重，日久会引起睾丸萎缩而加速衰老。前列腺液具有重要的生物活性和生理作用，大量损失会给心血管系统、呼吸系统、消化系统、神经系统等的功能带来不利的影响。所以，孙思邈在《备急千金要方·养性·房中补益》中告诫说："善摄生者，凡觉阳事辄盛，必谨而抑之，不可纵心竭意以自贼也。"

那么多久行房一次才合适呢？《素女经》认为："人年二十者，四日一泄；年三十者，八日一泄；年四十者，十六日一泄；年五十者，二十一日一泄；年六十者，即当闭精，勿复更泄也。若体力犹壮者，一月一泄。凡人气力自相有强盛过人者，亦不可抑忍；久而不泄，致生痈疽。若年过六十，而有数旬不得交接，意中平平者，可闭精勿泄也。"古人认为不同的季节，性生活次数的标准也不相同，应遵循"春二、夏三、秋一、冬无"的原则。古人这些有关两性生活的观点，包含着合理、科学的成分。

现代医学认为，行房频次的掌握，并没有一个统一标准和规定，宜根据性生活的个体差异，加上年龄、体质、职业等不同情况，灵活掌握，区别对待。新婚初期，或夫妻久别重逢的最初几日，可能行房次数较频，而经常在一起生活的青壮年夫妇，每周1~2次正常的房事不会影响身体健康。行房一般以第二天不感到疲劳为原则，觉得身心舒适、精神愉快、工作效率高就好。如果出现腰酸背痛、疲乏无力、工作效率低，说明纵欲过度，应当调整节制。对于青壮年来说，房事一定要有节制，不可放纵；对于老年人，更应以少为佳。

（二） 性生活也有技术含量——合房有术

房事只有双方的心理、精神和健康都处于良好状态，并且方法得当，配合默契，方能顺利而美满地进行。一般要遵循以下步骤。

①心态平和，宁心静气，排除兴奋过度、恐惧、慌乱、烦躁、自卑等情绪。这可谓是性爱的"心理准备"阶段。

②做足前戏，充分预热。性前戏是一种乐趣，是性爱不可或缺的一部分，能激起春情，提高性欲。

③身心合一，不可强求。性爱要先有性的生理冲动，而且双方都要有交合的心理愿望。任何一方未达到良好状态时，均不可勉强。男子不可在身心条件不具备时勉强同房，更不可强迫女性。

④五欲达交，三五至合。这说明性前戏要求男女达到最佳状态，即男子"三至"、女子"五至"，呈"五欲"之征。"三至""五至"是一种适合性爱的状态。对男性来说，就是阴茎充分勃起（肝气至）、阴茎粗大发热（心气至）、勃起坚硬持久（肾气至）。对女性来说，包括脸、口、唇、眉间红润（心气至），眼睑湿润、含情脉脉（肝气至），低头不语、鼻部微汗（肺气至），依偎男性、躯体依人（脾气至），阴户开辟、阴液浸溢（肾气至）。"五欲"即男方激发女方性欲的五种方法：一是缓缓呼气和亲吻，使女方面部发热；二是轻柔拥抱紧贴女方；三是舌尖相互吮吸，使口内津液增多而滑润；四是轻柔抚摸女方敏感区域；五是紧抱女方并缓缓摇动，使女方咽部感到干燥而吞咽口水。

⑤从容不迫，以和为贵。"从容安徐、抽送和洽、不疾不暴、柔舒持久"，这是古人定义的实质性爱的理想状态和要求。

⑥乃观八动，审察五音。古人一向强调，性爱双方都应该获得满足。达到性高潮时，女性会有 8 种反应动作和 5 种呻吟声，可供爱侣观察。

⑦讲求法式，疗病益身。古代房中术包括许多性爱姿势，据说能治疗某些疾病，但其实更应该将之视为增加性爱的新鲜感和乐趣的一种艺术。

⑧弱入强出、行气补脑。性爱后，男性应该在生殖器还呈硬态（生态）时拔出，不能等全部疲软（死态）再出。这是古人讲究性养生的主要内容。

（三）　房事环境与房事卫生

人类的性行为不仅仅是一种原始的本能冲动，它既受复杂的心理活动支配，又受社会道德规范的影响和制约。行房必须选择幽静温馨而干净温暖的居室，光线要柔和、朦胧。良好的环境通过感觉神经传入大脑，激发或增强性欲，促进性兴奋，从而使性生活和谐。而不清洁、不安静之处，或大风、大寒等恶劣气候，都会使人心神不安。如果在这种不良的环境和条件下交合，有害于房事质量，有时还会造成不良后果，在心理上留下阴影。

大量的医学临床资料证明，很多疾病是因男女行房不注意卫生而引起的。行房不卫生易引起的妇科病有月经不调、闭经、慢性宫颈炎、感染性阴道炎、子宫内膜炎、阴道黏膜溃疡等，易引起的男科疾病有尿潴留、急性前列腺炎、尿道滴虫病、泌尿系统感染、阳痿等。因此，男女双方都要养成行房前洗涤外阴的习惯，因男女外阴部位都是藏污纳垢之处，污垢中有大量细菌，必须清洗，男性要特别注意清洗包皮内垢。如果条件允许，行房后，最好也清洗一下，女性最好小便一次，以起到冲刷外阴的作用。有关性科学的调查研究报道表明，男女双方养成行房前洗涤外阴的习惯，不仅可有效地预防妇科疾病发生，而且对促进男性生殖器的正常功能、提高房事质量都有很好的作用。因此，注意行房卫生是防病保健的一项重要措施。

（四） **房中药物和饮食保健**

有性功能障碍者应在医生的指导下进行必要的药物治疗或其他辅助治疗，如服用伟哥、海绵体注射、负压吸引等。其中，一些非器质性性功能障碍者如阳痿病人，可以运用饮食疗法进行自我调理。阳痿病人的饮食原则如下。

（1）饮食以软食为主，适当进食滋养性食物，如蛋类、骨汤、莲子、核桃等。

（2）宜进食壮阳食物，如麻雀、狗肉、鸡肉、海虾、海马、羊肾、乌龟、泥鳅、河虾、鹌鹑蛋、麻雀蛋、海参、韭菜、生姜等。

（3）宜补充锌，含锌较多的食物有牡蛎、牛肉、鸡肝、蛋类、花生米等。

（4）宜多吃动物内脏。

（5）宜常吃含精氨酸较多的食物，如山药、银杏、鳝鱼、海参、墨鱼、章鱼等。

（6）不酗酒。

（7）禁食肥腻、过甜、过咸的食物。

（五） **房事禁忌**

古代养生家非常重视房事禁忌，强调"欲有所避，欲有所忌"。他们从人体的生理、病理及其与自然界的关系，分析和探讨房事禁忌。

1. 饥饿、饱食和酒后禁忌入房　饥饿状态下忌房事，因人在饥饿时，气血不足，血糖低下，此时行房消耗体力，容易引起低血糖而导致眩晕、昏厥。饱食后忌房事，因食后需要一段时间进行消化吸收，如果此时行房，就会妨碍肠胃的消化吸收功能，造成消化不良。过量饮酒后忌房事，因醉酒后前列腺、精囊、精阜及输精管充血，容易诱发前列腺及精阜的炎症。

2. 七情劳伤，禁忌入房　如果夫妻双方心情不佳，或气愤恼怒，或惊吓恐惧，或忧愁悲伤，或劳累疲劳，这些情况下，均不宜勉强进行房事。仅是男女某一方有性要求，另一方就更不能曲意迎合。

3. **疾病和康复期间禁忌入房** 患急性病期间不宜行房，不可图一时之乐而使疾病加重或难以治愈。慢性病由于病程较长，大都不可能禁绝房事，只是要减少行房次数以保肾精，这样才有利于健康。一些虚损性疾病，如气虚、血虚、阴虚、阳虚、肾虚亏损等证，应尽量减少行房次数，补充脏腑之虚损，以利于机体的康复。

4. **女子房事禁忌** 医学家们根据女子的生理特征，提出了经期、妊娠早晚期和产后百日禁忌入房，妊娠中期和哺乳期必须节欲的保健原则。

5. **行房天忌** 所谓"天忌"，是指在自然界发生某些异常变化的情况下禁止房事活动。"人与天地相应"，自然界的剧烈变化能给人带来很大的影响，而且自然界的剧变常可超出人体本身的调节能力范围，打破人体的阴阳平衡，使人体发生气血逆乱。因此，日蚀月蚀、雷电暴击、狂风大雨、山崩地裂、奇寒异热之时，天地阴阳错乱，不可行房。此时行房，即为触犯天忌。

6. **行房地忌** 所谓"地忌"，就是指要避免不利于房事活动的不良环境，如《备急千金要方·养性·房中补益》所说的"日月星辰火光之下，神庙佛寺之中，井灶圊厕之侧，冢墓尸枢之傍"等。一切不佳环境均应列为禁忌。

上述古人的很多观点已被现代科学所证实。我们研究和学习房事保健知识的目的是为了使人类能够得到科学的指导，建立新的生命科学观，为提高人口素质和人类的健康长寿做出贡献。

二、"坚持不泄" 有技巧——漫话"早泄"

"春宵一刻值千金"说的是正常的同房时间带给人们的愉悦和欣喜，而生活中却有很多男性因为"早泄"，收获的只是"沮丧、懊恼和自卑"。他们也曾跟着广告走、访名医、求良药，但最后大部分还是牵住了"失望"的手。提起"早泄"，真让人欲说还休。

（一） 同样都是男人， 差别咋会这么大呢？ ——早泄的原因

"同样都是男人，差别咋会这么大呢?"这个疑问中包含着无奈，更充满了期待。我们在临床实践发现以下因素是造成早泄的主要原因。

（1） 精神心理因素通过影响高级神经中枢的兴奋或抑制，促使射精中枢失去对射精时间的控制而引起早泄。如对妻子过分敬重、崇拜，或对妻子有猜疑心理或存在自卑心理等，都是早泄的诱因。

（2） 龟头对温差的不适应。由于生理上的原因，阴道内温度较龟头表面温度高 1 ~ 2℃，正是这个温差诱发了早泄。

（3） 阴茎对摩擦的高度敏感，以至于阴茎还没抽动几次就达到了射精的程度。

（4） 盆腔肌群的控制能力差，关键时刻不能起到闸门的作用，导致"一泄千里"。

（5） 参与射精的各器官不能各司其职、协调一致，这种不同步是导致早泄的原因之一。

（6） 长期"早泄"在大脑中形成了条件反射，使早泄成了一种射精习惯。这就相当于脑袋里放一个定时的闹钟，一到时间就开闸放水。所以，如果不改变这种习惯，"早泄"就很难彻底治愈。

（二） 学习"坚持不泄" 的方法——早泄的治疗

我们已经知道了引起早泄的六个主要原因，下面就介绍一下闯过这六关的方法，让"早泄"病人早日过上"性福"的生活。

（1） 要过心理关。"我和正常的男人不一样"。大部分早泄病人都有这种强烈的自卑感。人生来都是一样的，所以"快"是有原因的。现代医疗技术日益发达，"坚持不泄"是可以通过一些有针对性的治疗实现的。因此，早泄患者不必有心理上的障碍，心理上的释然是治疗早泄的关键。

（2） 要过温度关，提高龟头对温度的耐受能力。具体方法是取一杯热水（保持 40℃左右），取一杯温水（保持 20℃左右），龟头先在热水中

浸泡 1 分钟，再放入温水中浸泡 1 分钟，这样来回交替，每晚坚持 30 分钟以上。经过一段时间的训练，阴茎适应温度范围就扩大了。

（3）要过肌肉关，提高盆腔肌肉的收缩能力和控制能力，因为这部分肌肉是控制射精的主力军，却很少得到锻炼。这里推荐两种行之有效的方法：①做提肛运动，就是肛门用力收缩然后放松，每天做 3～5 回，每回做 100 次以上。②中断排尿法。对于非药物治疗早泄有一定功效。由于男性射精与排尿都经过尿道，所以，这两种生理现象涉及的肌肉有许多是相同的。因此，进行中断排尿的练习还是大有裨益的。具体方法：在排尿时，先排出一部分，停顿一下，再排，再憋住，分数次把尿排完。由于肌肉薄弱、控制能力差而导致早泄者，需要采用这种训练方法。这种训练不分昼夜，只要排尿就可以训练，此法对大多数人有效。体质差者应加强体育锻炼，提高全身素质。

（4）要过摩擦关，提高阴茎对摩擦的耐受能力。可采用捏挤法。此法为非药物性治疗早泄的最佳方法，它可以提高男性的射精刺激阈值，缓解射精的紧迫感，增强性兴奋，改善射精的反射状态，重建或恢复正常的射精时间。捏挤法男女双方都可进行，但由女方进行比由男方单独进行效果更好。由于这种方法专业性较强，病人可在专业的男科医生指导下学习掌握。

（5）要过协调关。我们已经知道射精的过程是全身多个器官密切配合、协调一致的结果。我们不妨借鉴古代道家忍精不射的方法，其精髓可概括为 10 个字"抬头、张口、扩胸、收腹、提肛"。在感觉即将射精时，做以上动作，可以协调全身各部位的一致性，控制和延长射精时间。

（6）要过习惯关，打破原有"早泄"的习惯，重新建立一个新的条件反射。这个过程是早泄能否治愈的关键，具体的方法为：①口服药物。主要通过干扰性兴奋的传递达到延时的目的。②用表面麻醉剂降低龟头的敏感性。③阴茎海绵体注射法。通过海绵体注射扩张血管的药物，保证阴茎勃起达到一定的时间，这样病人就有时间实施以上几种干扰、延迟射精的方法，延长同房的时间，并且让新的射精时间在大脑中形成新的条件反射，从而达到治疗早泄的目的。

最后需要说明的是，引起早泄的原因错综复杂，具体到每位病人又有不同的侧重，所以在综合治疗的同时，要根据个体差异区别对待。病人也要与医生密切配合，有耐心和信心，大部分早泄病人是可以治愈的。

三、 宝刀不老不是传说——如何防止性早衰

人到中年以后，激素水平逐渐下降，加之工作和生活的压力增大，对性能力也逐渐失去了信心，表现为性反应减弱、性生活的次数减少。为此，好多中年夫妇产生了消极和烦躁情绪，从而影响了家庭的和谐。要延缓性衰老，保持良好的性功能，除夫妻间的感情基础外，还应做到以下几点。

（1）生活规律，劳逸结合，房事适度。古人早就告诫我们，引起早衰的原因是人们违背了养生的基本规律，起居无常，饮食不洁，经常醉酒入房，只图一时贪欢之乐，从而耗散真精，损伤元气，造成半百而衰的不良后果。

（2）情绪稳定，合房有术。《养生方》里指出防止性早衰的基本原则是：体力上不做力所不及的事情，情绪上不过度喜乐哀愁，饮食上不过饥过饱，同房时要遵循"七损八益"的原则（"七损"指闭、泄、竭、弗、烦、绝、费；"八益"指治气、致沫、知时、蓄气、和沫、积气、待赢、定倾）。如果不等性器官发育成熟或不等性欲增强就强行同房，就会对生殖器和性功能造成损害，虽然生殖器官和其他器官同时产生，但是它也会最先衰老，功能最先丧失。

（3）充满自信，享受性爱。要相信自己性功能是正常的，自己的身体是强壮的，富有生殖能力的。在精神上立于不败之地，对中年人往往是至关重要的。不能人为地抑制自己的性欲或禁欲，适当的性生活可以愉悦身心、益寿防病。现代医学研究证明，性生活能缓解某些疾病。例如，性

交过程中的兴奋，会使人体分泌较多的肾上腺素等激素，这些激素本身具有抗过敏作用，可改善湿疹病情。适当的性生活还可以改善或控制过敏性哮喘等。有一个奇特的现象，性欲的改善往往是一些疾病（如糖尿病、慢性肝炎病人）病情好转的标志，而适宜的性生活也有利于不少慢性病的康复。

（4）坚持运动，豁达大度。经常参加体育锻炼可增强体质、提高性功能。体育锻炼，尤其是慢跑、骑自行车和步行，可使下肢得到锻炼，而性功能的"兴衰"与腰部和腿部有密切的关系。性格要开朗，不要为身边区区琐事而烦恼，胸怀开阔是不老的诀窍，精神抑郁则会导致性早衰。

（5）戒除不良嗜好，保证充足的营养、睡眠。烟、酒甚或毒品都会引起性早衰；而充足的睡眠和充分的营养则是维持性功能的源头活水。

性功能是人生命过程中一项重要的生理功能，既是人类生殖繁衍的本能，也带给人们极大的乐趣和享受。我们有必要维护和延长这项功能，提高我们的生活质量。

四、 雄激素， 想说爱你不容易——不宜随便补充雄激素

一些人把雄激素奉为神明，趋之若鹜；而另一些人却把它视为洪水猛兽，避之唯恐不及。那么实际情况又是如何呢？现在普遍的看法是：雄激素对于睾酮缺乏的男性，可使其性欲或性交水平恢复到一般状态，对自身睾酮分泌正常的男性则没有这方面的作用。如果长期大量应用雄激素，就会抑制自身睾酮的分泌，使睾丸萎缩，并伴有精子数量的显著减少；同时，应用雄激素会增加肝脏的负担，并引起前列腺肥大，或使前列腺癌加重。换句话说就是，雄激素缺乏的人可以用，用了有效；雄激素不缺乏的人不能用，用了有害。现在我们对睾酮缺乏的阳痿病人，一般选用副作用较小的雄激素（如安雄）和促性腺激素［如人绒毛膜促性腺激素（HCG）、人类绝经期促性腺激素（HMG）、促性腺素释放激素（GnRH）］等。也可以用皮质激素如可的松、地塞米松等，但长期应用

此类药物会出现性欲降低、精液量及精子数目减少，诱发糖尿病、高血压等，而这些疾病又会导致和加重性功能障碍。

五、 从"金戒指" 谈"经期同房"

临床上经常遇到一些精力旺盛的夫妇，他们两情相悦，体力充沛，可女方每月一次的"例假"又令他们相当困惑——在这期间能破例吗？

（一） 有一个美丽的传说——金戒指的故事

电视剧《汉武大帝》让我们领略了汉武帝的文治武功和千古一帝的风采，历史上他也是一个精力旺盛、欲望强烈的帝王，后宫自然嫔妃无数。在母以子贵的后宫，能得到皇上的召幸，进而怀上皇上的龙种，是嫔妃们翘首期盼的事情。可这本来就难得一遇的机会，却因月经在身而引起龙颜不悦，后果可就真的很严重，失去了下次被召幸的机会事小，输掉了自身的前途和幸福可就事大了。怎样既能争取机会，而又能使龙颜大悦呢？一个妃子想起了一个绝妙的主意，她令人用黄金打了个金戒指，来月经时就戴在手上，用来提醒皇上正在经期、不能同房，取"经戒止"之意；若不戴，则表示她可以随时听从皇上的召唤。她的这个创意使她在后宫竞争中脱颖而出，引得嫔妃们争相效仿。后来戒指渐渐流传到民间，也逐渐失去了其本意，变成了首饰，成了时尚。再者，由于皇帝的首肯，女性在月经期间可以休息，在封建社会就变成了具有法律意义的例行假期，"例假"一词由此产生。

（二） 爱她就不应该伤害她

金戒指的故事不只是一个美丽的传说，从现代医学角度来讲，也是有其科学道理的，因为在经期女性的抵抗力比较弱，碱性的经血降低了阴道的酸度，使其天然的屏障功能被削弱。若在经期同房可出现以下不良后果。

（1）会把细菌带入阴道，经血是良好的培养基，会使细菌大量滋生，感染子宫内膜，甚至造成输卵管炎和盆腔炎。

（2）导致女性月经量增多，经期延长。

（3）月经的分泌物也可进入男性尿道，引起男性尿道炎，甚至前列腺炎。

（4）经期同房，精子可通过破损的子宫内膜进入血液，诱发抗精子抗体的产生，从而导致免疫性不孕。

（5）经期同房还可由于性冲动时子宫的收缩，将子宫内膜碎片挤入盆腔，种植在其他部位，引起子宫内膜异位症，造成不孕。

因此，为了夫妻双方的健康，决不能干那种乐极生悲的事，可将过剩的激情发酵成浓情蜜意，供以后慢慢回味、品尝。

六、　一年有四季，　房事各不同

中医认为，人体与周围环境是一个整体，自然界与人体是相通的。因此，随着自然界的气候变化，房事养生也应不同。

春季阳气上升，万物欣欣向荣、蓬勃向上。在这样的季节里，勿使思想意识和身心活动受到任何压抑，应让其与万物一样充分地升发，尽量使身心保持一种畅达的状态。此时，房事次数应当较冬季有所增加，至少不对其加以过分制约，这样才能有助于机体各部分组织器官的代谢活动，增强生命的活力。

夏季各种植物繁荣秀丽，人也应该心情愉快，使体内的阴阳不受任何阻碍地向外宣通发泄。因此，此季房事亦应随自己的意愿，不应过度约束，使机体在"阳气浮长"之际，保持苗壮旺盛之势。需要注意的是，进入伏天，人体脏腑功能相对减弱，暑气易侵入人体，此时房事应适当减少。

秋季天气转凉、万物萧瑟，人也该宁神静志、收敛精气。此时房事应加以收敛，克制欲望，减少房事的次数，使体内的阴阳不再向外发泄。

冬季百虫蛰伏、阳气藏封。此时房事要加以严格控制，尽可能减小房事频率。如果在此季屡屡恣情、频频纵欲，则容易导致肾虚精亏，难免生病。

传统上，中医房事养生理论认为，在暴雨雷击之时、奇寒异热之中，最好不进行房事。这是因为气候异常会干扰夫妻双方的情绪，七情致病，易诱发脏腑功能紊乱，进而导致性功能异常。

七、 当心药物捣乱"性福" ——药物对性功能的影响

药物对性功能的影响，历来被蒙上一层神秘的色彩，古今中外人们千方百计地寻找性兴奋剂，从西门庆的"胡僧丸"到现在的"伟哥"，无不展示了人们对药物改善性功能的需求。近年来，改善性功能药物的研究虽取得了一些进展，但临床中我们却更多的发现，许多药物都会对性功能产生很强的抑制效应。有资料显示，25%的阳痿是由药物引起。以下我们分以下几种情况加以介绍。

（一） 城门失火殃及池鱼——降压药对性功能的影响

很多高血压的朋友发现正吃着降压药呢，性功能下降了。这二者之间有联系吗？答案是肯定的！性功能是服用降压药的牺牲品，几乎所有降压药都会引起性功能下降。例如，作用于中枢的交感神经阻滞剂利血平可抑制中枢神经系统，提高催乳素水平，从而降低性欲；β受体阻滞剂美托洛尔能引起血中雄性激素水平的降低，还可通过干扰中枢神经系统对性兴奋的传递而影响性行为；利尿剂速尿、利尿酸会降低血钾和干扰睾酮的合成而引起阳痿；胍乙啶、甲基多巴能降低性欲和抑制射精等。另外，降压药还可能由于血压下降而导致海绵体内灌注压降低，引起阴茎供血不足而造成阳痿。

（二） 请你拿起放大镜——其他能影响性功能的药物

除降压药外还有很多影响性功能的药物，现将临床应用较多的几类药物列举如下：镇静药物安定、利眠宁因具有抗焦虑作用，小剂量应用可增加性欲，但长期大剂量应用反而会降低性欲，甚至会导致阳痿；苯巴比妥能够抑制促性腺激素的释放，引起性欲减退、阳痿及性快感下降甚至性欲

高潮反应丧失；精神病药物氯丙嗪用量超过 400 毫克时，10% ~ 20% 的病人可出现性欲减退或阳痿，同时伴有睾丸萎缩、精子数目下降；甲硫哒嗪、单胺氧化酶抑制剂能够抑制射精或引起阳痿；丙米嗪、阿米替林常可引起性欲降低和性功能损害；抗肿瘤药物环磷酰胺、氮芥、长春新碱能引起生精功能障碍和阳痿；抗溃疡药西咪替丁能引起男子乳房发育和阳痿。所以服药时应该注意药物相关的不良反应，或者尽量不使用有相关副作用的药物。

（三） **鱼和熊掌不可兼得——饮酒、 抽烟对性功能的影响**

酒精对性功能的影响，早就引起了人们的注意。中国人说："酒壮熊人胆。"莎士比亚说："酒激起了欲望，却使行动成为泡影。"现在普遍认为，适时适量饮酒，可以克服对性行为的焦虑和内疚感，能够提高兴奋性和延长射精时间；但若长期大量饮酒，则可以降低睾酮的水平和干扰生精过程，引起阳痿和不育。吸烟主要引起动脉血管损害，诱发和加重动脉硬化，从而造成阴茎供血不足，导致阳痿。

（四） **借你一双慧眼吧——药物性阳痿的鉴别和治疗**

如果你服用以上影响性功能的药物，且排除血管性、神经性、内分泌性阳痿的可能，在停药 6 ~ 8 周后勃起有所恢复，这基本就能诊断为药物性阳痿。这时在控制原发病的基础上，应逐渐减药和停药，同时采取辅助措施，以维持基本的性功能，防止背上性无能的包袱而为以后的治疗增加困难。另外，可根据病人自身的情况，服用中药加以调养，这样既能防止原发病的复发，又可以加快性功能的恢复。

八、 怎样吃出"性趣"

人到中年，往往因为各种生活压力或不良生活习惯而"性趣"索然，而采用药物治疗又担心产生副作用，那么该怎么办呢？以下推荐一些能提高"性趣"的食物。

1. 富含 B 族维生素的食物　富含 B 族维生素的食物有豆类、谷类和乳酪。

2. 富含维生素 E 的食物　维生素 E 被认为是一种性维生素，食物来源有麦芽油、坚果、小麦、小米和芦笋等。严重缺乏维生素 E 会导致阴茎退化和萎缩、性激素分泌减少并丧失生殖能力，常吃富含维生素 E 的食物能预防并改善这种状况。

3. 富含牛磺酸、精氨酸的食物　牛磺酸几乎存在于所有的生物中。哺乳动物的主要脏器，如心脏、脑、肝脏中含量较高；含量最丰富的是海鱼、贝类等，如墨鱼、章鱼、虾、牡蛎、海螺、蛤蜊等。鱼类中的青花鱼、竹荚鱼、沙丁鱼等牛磺酸含量也很丰富。精氨酸含量较高的食物有鳝鱼、泥鳅、鱿鱼、带鱼、鳗鱼、海参、墨鱼、章鱼、蜗牛等，其次是山药、银杏、冻豆腐、豆腐皮。

4. 其他　其他能提高"性趣"的食物有富含锌、镁、锰等矿物质的食物，如牡蛎、坚果、菠菜、南瓜等，都是能增强性功能的保健营养食品。桑椹、蘑菇、黑麦饼、驴肉、狗肉等在这方面也不逊色。只要把握正确的营养搭配，日常饮食也可吃出"性趣"来。

对于很多人来说，真正的灵丹妙药就在合理的饮食中。科学地从饮食中摄取某些营养物质，就可以使男女性爱达到理想境界，保持"性趣"不减、"性"致益然。